高等院校医学实验教学系列

医学机能学实验

第4版

主　编　庞　辉

副主编　邝晓聪　韦锦斌　黎　静　陈宁园　王　辉

编　者　（按姓名笔画排序）

王　辉　　王有琼　　韦　娇　　韦红巧　　韦锦斌

邓冯媛　　邝晓聪　　吕　莉　　刘丽敏　　刘承武

李柯桦　　杨　晴　　杨晓梅　　连　芳　　吴勤婷

何　惠　　辛　敏　　陈宁园　　陈兆霓　　陈志泉

陈相宜　　陈福锋　　林耀旺　　周　静　　周　燕

周小玲　　庞　辉　　庞勇军　　胡世凤　　黄　玲

黄　勤　　黄俊杰　　黄媛恒　　黄龄瑾　　曹思思

梁志锋　　梁秋娟　　梁桂宁　　彭均华　　董　敏

覃梅春　　覃斐章　　焦　杨　　谢　露　　黎　静

潘尚领

科学出版社

北　京

内 容 简 介

根据教育部加强实践教学、突出学生创新能力培养的精神，在《实验生理科学》前 3 版教学的基础上，本教材进一步精选和渗透重组生理学、药理学、病理生理学等机能学实验的内容，引入了新的生物信号处理实验系统。强调以实验操作技能的培养、实验设备的使用、实验方法的学习及其未来应用、创新能力的培养为主，理论验证及巩固为辅。主要内容包括：①理论部分主要介绍本学科相关的基础内容、实验动物知识、科研设计、一般的统计学处理原则和统计软件使用等；②综合性和经典性实验主要培养基本操作能力、实验技能和综合性思维，学习相关的实验方法及其应用；③探索性实验及科研小组活动对学生进行初步的科研培训，主要培养学生的主观能动性和创新能力。

本书可供临床、预防、口腔、药学、护理等医药类专业本科生使用，也可供新高职学生、部分专业的研究生等其他层次的学生选用。

图书在版编目（CIP）数据

医学机能学实验 / 庞辉主编 . —4 版 . —北京：科学出版社，2022.1
高等院校医学实验教学系列教材
ISBN 978-7-03-068838-5

Ⅰ.①医…　Ⅱ.①庞…　Ⅲ.①实验医学－医学院校－教材　Ⅳ.① R-33

中国版本图书馆 CIP 数据核字（2021）第 096869 号

责任编辑：张天佐 / 责任校对：宁辉彩
责任印制：赵　博 / 封面设计：陈　敬

科 学 出 版 社 出版

北京东黄城根北街 16 号
邮政编码：100717
http://www.sciencep.com

三河市春园印刷有限公司印刷
科学出版社发行　各地新华书店经销
*

2001 年 8 月第　一　版　开本：787×1092　1/16
2022 年 1 月第　四　版　印张：9
2025 年 1 月第十六次印刷　字数：235 000

定价：**39.80 元**
（如有印装质量问题，我社负责调换）

前　　言

　　医学是 21 世纪生命科学的研究重点。医学理论来源于医学科学实验和临床实践，而机能学实验则是医学实验科学的重要组成部分，是医药类专业学生必修的基础课程和技能训练课程。生理学、药理学、病理生理学均属机能性医学基础学科，以人体的生命活动过程为研究对象。生理学侧重研究正常人体的生命活动过程，病理生理学侧重研究病理状态下人体机能的改变过程，而药理学则侧重研究药物作用对人体机能活动的影响。传统的这三门基础医学机能课的实验教学，通常是验证本门学科的理论内容。其优点是实验教学与理论知识密切联系，易于操作；但有明显的缺点：实验课内容偏多、多有重复，只验证不突破，不利于跨学科思维培养，不利于强化多方面能力，尤其是创新能力的培养，不利于提高实验仪器的使用率和更新率。但这三门实验室课的共同特点是实验性强，研究对象和方法相近，基本操作相同，具有有机融合为机能学实验的客观基础。为了使医学生在系统掌握医学基本理论知识的同时，能够系统学习和掌握有关动物机能实验及部分人体实验的基本知识、基本技能以及医学科研实验的基本程序和方法，为今后的学习和工作打下良好基础。

　　根据教育部加强实践教学、突出学生创新能力培养的精神，结合学科的新进展及长期的实践和探索，我们联合桂林医学院和右江民族医学院的同行专家对原版本进行更新，并将其更名为《医学机能学实验》（第 4 版）。本书保留了《实验生理科学》（第 3 版）的合理内容和优点，我们根据学科特点制订出"培养关爱实验动物的爱心，坚持强化理论基础、注重操作实践、鼓励科研创新、提高综合素质"的实验教学原则。进一步就实验内容体系、实验技术和手段进行了更新和完善，彰显了新版的特点：第一，在继承各学科传统的同时，从知识的连贯性出发，优化机能学实验的系统性和完整性。设计"基本技能—综合实践—研究创新"三个层次的实验。第二，实验操作的先进性和实验结果的可靠性。以先进的 BL-420N 系统为主要依托，全面修订实验及操作过程，简化实验，提高了结果的准确性。第三，加强创新思维培训和知识拓展。增加新的仿真实验系统，完善探索性实验、科研小组的活动。因此，我们在本书中贯穿了多年来一直在执行的实验教学理念：以学生为中心，以实验操作技能的培养、实验方法的学习及其未来应用为基本，以创新人才培养为工作核心，兼顾验证和巩固理论。最终实现培养富有人文爱心、理论基础扎实、实验操作技能娴熟、具有综合分析能力和科研创新能力的高素质医学人才的教学目标。

　　机能学实验的创新发展较快，仍有许多工作需要继续探索；而且由于编者水平所限，《医学机能学实验》（第 4 版）的缺点和不足在所难免，希望在使用过程中得到广大师生的指正，以利于其修改和完善，将机能学实验的实践教学水平不断推上新的台阶。

庞　辉

2021 年 1 月

目　　录

附表 随机数字表

第一章 绪 论

第一节 机能学实验概述

一、机能学实验的目的

机能学实验（functional experiments）是在原有的生理学、药理学和病理生理学实验课的基础上有机融合而形成的一门独立学科。它是医学实验的重要组成部分，也是其他医学实验的基础。本学科的研究包括临床研究及动物实验研究。但前者只许在不损害身体健康、不耽误病情、不加重病人痛苦的条件下进行，因受诸多条件限制而较难开展工作。故机能学实验多采用动物实验方式进行，研究机体、器官、组织、细胞在生理及病理状态下各种机能活动的规律及其机制，研究药物对这些活动规律的影响、机制及毒性，进而为人体机能活动的研究提供借鉴；亦可进行实验性治疗和预防，为临床工作提供线索及依据（注意临床观察校正）。因此，机能学实验的主要目的是通过相关理论的学习、实验仪器的使用、经典和综合性实验的操作及分析、仿真实验的虚拟、探索性实验的实施以及科研小组活动，培养学生获取知识的能力、动手能力、观察分析及解决问题的能力、科学思维能力、口头和书面表达能力以及科学创新能力；培养学生对科学工作的兴趣和严谨求实的作风；加深对有关课程理论的理解；思考所学实验方法在未来工作中的实际应用。

二、机能学实验的特点

1. 实验对象均为活体　整体的动物和离体的器官或组织均在具有活性的前提下用于实验。故应小心、规范地操作，注意保护动物或标本，使之处于最佳活性状态。

2. 影响因素多　动物的机能状态、实验操作及条件、药物及试剂等均可影响实验结果。故须仔细观察、记录和分析实验结果。

3. 规范操作　使用的仪器及器材多，性能复杂，应按有关规程进行操作。

三、机能学实验的基本要求

（一）实验前

（1）仔细阅读本课程，了解实验的目的、要求、步骤和操作程序，充分理解实验设计原理，预测实验结果。

（2）设计好实验原始记录的表格及写好对本实验结果分析讨论的提纲。

（3）结合实验内容复习有关的生理学、药理学及病理生理学理论。

（4）检查实验器材和药品是否齐全，明确实验小组内各自的分工。

（5）未预习者不得参与实验。

（二）实验时

（1）遵守课堂纪律和实验室守则，提前到达实验室，中途因故外出或早退应向指导教师请假。

（2）保持实验室的整齐、清洁，实验器材的安放力求整齐、稳当、有条不紊，不必要的物品请勿带进实验室，书包等物品应放在指定地方。

（3）保持实验室安静，不要高声谈笑，禁止进行与实验无关的操作。

（4）爱护公共财物，各组仪器和器材由各组使用，不得与别组调换，以免混乱。如遇仪器损坏或机件不灵，应报告指导教师或实验技术员进行处理。

（5）按照实验步骤，认真操作，注意保护实验动物和标本，节省实验器材和药品。

（6）注意安全，严防触电、火灾、被动物咬伤及中毒事故的发生。

（7）仔细、耐心地观察实验过程中所出现的现象，及时、真实、客观地记录实验结果，描记实验曲线或图形，并加上必要的文字注释，不可仅凭记忆来描述实验结果，以免出错或遗漏，更不可随意修改，应培养严谨求实的科学作风。实验报告中应尽可能使用原始结果。

（8）实验过程要进行相关思考，培养科学思维能力和解决问题的能力。思考：①取得了什么结果？②为什么出现这种结果？③这种结果有什么生理或临床意义？④出现非预期结果的原因是什么？

（三）实验后

（1）整理实验仪器，注意复位、正常关机、清洁并防尘。

（2）整理实验用具，所用器械应冲洗干净并用布抹干，交予实验技术员清点。如果器械有损坏或短少，应按有关规定处理。

（3）动物尸体、标本、纸片和废品应放到指定场所，不要随地乱丢，严禁丢到水池中，以免堵塞排水管，并擦干净实验台。某些试剂或药品可能有毒，或混合后会产生某种毒性，或可能污染环境，应听从指导教师的安排，注意安全，适当存放或进行必要的处理。要树立牢固的自身安全意识和环境保护意识。

（4）值日生应做好实验室的清洁卫生工作，离开实验室前应关灯、关窗、关水龙头。

（5）整理、分析实验结果，认真、独立撰写实验报告，按时交指导教师评阅。

第二节　实验结果的观察、记录与处理

实验过程中必须仔细、耐心地观察并及时记录每项影响因素的实施结果，包括每次刺激或给药前的正常对照。记录要做到客观、具体、清楚、完整，非预期结果或其他异常现象亦应如实记录。如刺激的种类、强度、时间，药物的名称、浓度、剂量、给药时间和途径，动物或标本的反应性质、特点、强度、持续时间、变化过程等均应详细记录。一定要养成好习惯，及时记录施加影响因素前的结果，以便对照；遇连续多项实验时，应等前一项实验的结果恢复到较为平稳时再进行下一项实验。在整个实验过程中，实验条件应尽可能保持一致。若有变动，应及时注明。

记录到的实验结果必须进行整理和分析，以明确实验结果的可靠性，揭示其变化的规律性，探索这些自然规律的成因及其影响机制，得出正确的结论。

实验中得到的结果数据称原始资料，可分为两大类：计量资料和计数资料。

计量资料以数值大小来表示某种变化的程度，如血压值、呼吸频率、尿量、血流量等，这类资料可从测量仪器中读出，也可通过测量所描记的曲线而得到。凡属于计量性质的结果，如高低、长短、快慢、轻重、多少等，必须进行测量并以规范的单位和数值定量，然后制成表格（多用三线表）。做表格时应事先周密考虑，一般将观察的项目列于表的左侧，由上而下逐项填入。表的右侧可按时间或数量变化的顺序或观察指标的不同由左至右逐格写入。必要时可根据表格的数值绘图。绘图应注意下列各点：①附上所依据的数值表格；②横轴表示刺激条件或给药剂量的大小，纵轴表示反应的强度，正确赋予坐标轴的含义及单位；③图的大小应恰当；④图中各点间可用直线连接，如果不是连读的变化也可用柱形图表示；⑤在图的下方写上图号和标题。凡属于曲线记录的实验，应对记录的曲线图进行整理，在图上标注说明，要有刺激记号、时间记号等。

计数资料是清点数目所得到的结果，如动物存活或死亡数目、白细胞分类计数等。

为了使实验数值更明确可靠，通常需要有一定数量标本的结果，并进行统计学处理，找出其规律性，有关统计方法可参考第五章或相关参考书。

第三节　实验报告的书写

一、实验报告的一般格式

姓名　班次　组别　日期　室温　湿度　气压

实验序号和题目：

实验目的：

实验对象：

实验材料和方法（如与实验指导相同，可省略）：

实验结果：

讨论和结论：

二、实验报告书写的要求

1.姓名、班次、组别　此项也可写在实验报告本的封面。

2.填写实验报告有关项目　按要求认真填写，应注意文字简练、通顺，书写清楚、整洁，正确使用标点符号。

3.实验目的　要求尽可能简洁、清楚。

4.实验对象　应注明。

5.实验材料和方法　一般不必详述（如与实验指导相同，可在此题干后标上"略"）。

6.实验结果　是实验中的重要部分。可用文字或表格或图形表示，但须是经过处理的结果，如为原始曲线图，也应合理剪贴并适当标注说明。

7.讨论和结论　对实验结果进行有根据的科学分析，应实事求是，符合逻辑，而不是用现成的理论对实验结果作一般性的解释，并在分析实验结果的基础上推导出带有共同规律的几点小结或结论。结论应言之有据，与本实验的目的相呼应，本实验未能验证的内容不要写到结论中。如结果未达预期目的，甚至出现反常现象，应分析考虑其可能原因。如需参考课外读物，应注明出处。书写讨论部分应严肃认真，不应盲目抄袭课本或别人的实验报告。

第四节　实验室守则

（1）遵守学习纪律，准时到达实验室，因故缺席或早退应向指导教师请假。

（2）严肃认真进行实验，培养严谨的科学态度。实验期间不得进行与实验无关的活动。

（3）保持实验室安静，严禁喧哗，以免影响他人实验，养成良好的工作作风。

（4）爱护实验仪器及器材。实验开始前应认真检查器材，如有缺损，应及时报告指导教师。实验中应严格按操作规程使用仪器，各组专用器材不得串用，以免混乱。实验中如仪器出现故障，应及时报告指导教师或实验技术人员，以便检修或更换，严禁自行拆卸、乱修。

（5）珍惜实验动物。实验动物在实验前按组发给，因故需要补领时，必须经过指导教师批准。

（6）保持实验室内清洁整齐，不必要的物品不得带入实验室。实验结束后应清点、擦净实验器材和用品，并摆放整齐。桌面收拾干净，动物、纸片及废品应放到指定地点，不要随意乱扔。

（庞　辉）

第二章 机能学实验常用仪器及常用溶液

第一节 生物信号采集处理系统

机能学实验离不开生物信号的测量与分析，生物信号采集处理系统是配置在计算机上的生物信号采集、放大、显示、记录与处理的系统。系统由3个主要部分构成：①计算机；②生物信号采集处理系统硬件；③生物信号采集与分析软件。它是集成高精度、高可靠性及宽适应范围的程控刺激器于一体的设备，可同时显示多通道从生物体内或离体器官中探测到的生物电信号或张力、压力等生物非电信号的波形，并可对实验数据进行存储、分析及打印。下面我们介绍 BL-420N 生物信号采集处理系统和 BL-420F 生物信号采集处理系统的使用。

一、BL-420N 生物信号采集处理系统

（一）BL-420N 生物信号采集处理系统结构（前、后面板说明）

1. 生物信号采集主机前面板 它集成了信号采集的主要通道接口，包括 4 个通道信号输入接口、专用全导联心电输入接口、监听输出接口、计滴输入接口及刺激输出接口等，如图 2-1 所示。

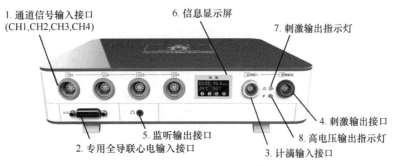

图 2-1 生物信号采集主机前面板

2. 生物信号采集主机后面板 后面板上通常为固定连接口，包括 12 V 电源接口、A 型 USB 接口（方形）、B 型 USB 接口（扁平）、接地柱、多台设备级联的同步输入输出接口等，如图 2-2 所示。

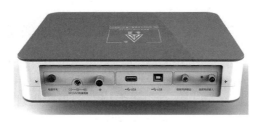

图 2-2 生物信号采集主机后面板

（二）BL-420N 生物信号采集处理系统软件介绍

主界面 BL-420N 系统主界面包含 5 个主要区域。打开软件，对应图 2-3 找到各个区域，熟悉软件主界面将有助于正确使用软件（参见表 2-1）。如果软件打开后与图中不一致，可在"功能区"点击"一键复原"，或在"功能区"通过勾选"视图"中的各项来显示下图中各视图。

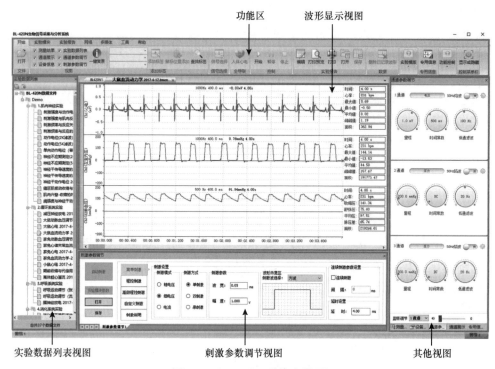

图 2-3　BL-420N 系统主界面

表 2-1　主界面上主要功能区划分说明

序号	视图名称	功能说明
1	波形显示视图	显示采集到或分析后的通道数据波形
2	功能区	主要功能按钮的存放区域，是各种功能的起始点
3	实验数据列表视图	默认位置的数据文件列表，双击文件名直接打开该文件
4	刺激参数调节视图	刺激参数调节和刺激发出控制区
5	其他视图	包含多个页卡，可切换显示测量结果视图、设备信息视图、通道参数调节视图、专用信息视图

（三）BL-420N 生物信号采集处理系统在实验中的使用

1. 硬件设备正确连接指示　首先打开 BL-420N 生物信号采集处理系统硬件设备电源开关，然后启动 BL-420N 生物信号采集处理系统软件。如果 BL-420N 生物信号采集处理系统硬件和软件之间通信正确，则 BL-420N 生物信号采集处理系统顶部功能区上的启动按钮变得可用。

2. 开始实验　系统内置常用实验模块配置，选择功能区中的"实验模块"，然后根据需要选择不同的实验模块开始实验（图 2-4）。实验模块通常根据教学内容配置，因此通常适用于学生实验。

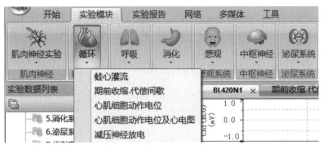

图 2-4　功能区中的实验模块启动下拉按钮

3. 暂停和停止实验　在"启动视图"中点击"暂停"或"停止"按钮，就可以完成实验的暂停和停止操作（图 2-5）。暂停是指在实验过程中停止快速移动的波形，便于仔细观察分析停留在显示屏上的一幅静止图像的数据。停止是指停止整个实验，并将数据保存到文件中。

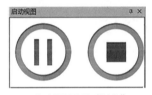 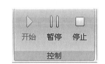

(a) 启动视图中的"暂停"、　　　(b) 功能区开始栏中的"暂停"、
　　　"停止"按钮　　　　　　　　　　　"停止"按钮

图 2-5　暂停、停止控制按钮区

4. 保存数据　当单击"停止"实验按钮时，系统会弹出一个询问对话框询问是否停止实验，如果确认停止实验，则系统会弹出"另存为"对话框让用户确认保存数据的名称。

5. 数据反演　是指查看已保存的实验数据。有两种方法可以打开反演文件：

在"实验数据列表"视图中双击要打开的反演文件的名称。或在功能区的开始栏中选择"文件"→"打开"命令，在打开的文件对话框中选择要打开的反演文件，然后单击"打开"按钮。BL-420N 生物信号采集处理系统软件可以同时打开多个文件进行反演。

6. 刺激器的使用

（1）通过选择功能区开始栏中的"刺激器"选择框可以打开刺激参数调节视图（图 2-6）。刺激参数调节视图从上到下或左从到右分依次为 6 个部分："启动刺激"按钮，"实验模块参数"按钮，"打开"按钮，"保存"按钮，刺激设置区，波形示意区。

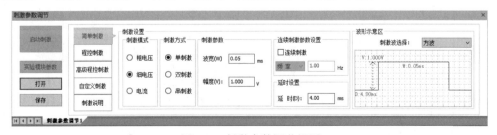

图 2-6　刺激参数调节视图

（2）实验模块参数。打开的是系统模块实验，并且该实验有刺激参数，此时"实验模块参数"按钮才可用，点击"实验模块参数"后会弹出实验参数界面。

（3）刺激设置区设置刺激模式、刺激方式，调整单个刺激的基本参数及连续刺激参数等。

7. 实验报告相关功能 实验完成后，用户可以在软件中直接编辑和打印实验报告。编辑后的实验报告可以直接打印，也可以存储在本地或者上传到 NEIM-100 实验室信息化管理系统（图 2-7，图 2-8）。实验报告的相关功能可以在"功能区"→"开始"栏→"实验报告"分类中找到，这里介绍与实验报告相关的常见功能（如图 2-9 所示）。关于实验报告的上传和下载可以在"功能区"→"实验报告"栏→"报告网络操作"分类中找到相应功能，见图 2-8。

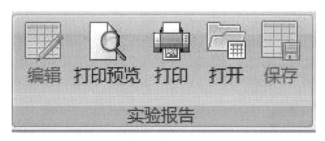

图 2-7　功能区开始栏中与实验报告相关的功能

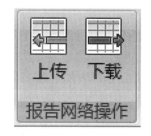

图 2-8　功能区实验报告栏中与实验报告相关的功能

（1）编辑实验报告。选择图 2-9 中的编辑按钮，系统将启动实验报告编辑功能。实

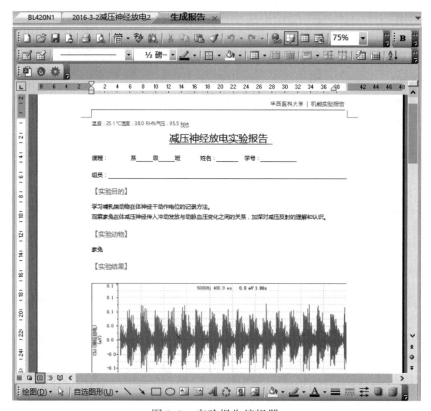

图 2-9　实验报告编辑器

验报告编辑器相当于在 Word 软件中编辑文档，参见图 2-9。

用户可以在实验报告编辑器中输入用户名字，实验目的、方法、结论或其他信息，也可以从打开的原始数据文件中选择波形粘贴到实验报告中。系统默认将实验报告当前屏显示的波形自动提取到实验报告"实验结果"显示区中。

（2）打印、存储实验报告。单击"功能区"→"开始"→"实验报告"→"打开""保存"或"打印"功能按钮，将打开、保存或打印当前编辑好的实验报告。

（3）上传实验报告。单击"功能区"→"实验报告"→"报告网络操作"→"上传"功能按钮，将启动实验报告上传到网络的功能。

上传实验报告是指将当前编辑或选择的实验报告上传到基于网络的 NEIM-100 实验室信息管理系统服务器中保存。一旦上传实验报告成功，用户将来就可以在任何地方下载已上传的实验报告进行编辑；教师也可以对实验报告进行在线批阅和保存。

（4）下载实验报告。单击"功能区"→"实验报告"→"报告网络操作"→"下载"功能按钮，将从网络上下载已经上传的实验报告。

二、BL-420F 生物信号采集处理系统

（一）BL-420F 生物信号采集处理系统介绍

BL-420F 生物信号采集处理系统主界面从上到下主要分为标题条、菜单条、工具条、波形显示窗口、数据滚动条及反演按钮区等部分；从左到右主要分为标尺调节区、通道波形显示区和分时复用区等部分。在标尺调节区的上方是通道选择区，其下方是 Mark 标记区。分时复用区包括控制参数调节区、显示参数调节区、通用信息显示区、专用信息显示区和刺激参数调节区 5 个分区，它们分时占用屏幕右边的相显示区域，可以通过分时复用区中的 5 个切换按钮进行切换。参见图 2-10。

1. BL-420F 生物信号采集处理系统的菜单条　显示所有的顶层菜单项共 9 个，从左到右分别为文件、编辑、设置、输入信号、实验项目、数据处理、工具、窗口及帮助。下面介绍几个主要应用项：

（1）文件。单击"文件"菜单项时，可弹出"文件"下拉式菜单，包含打开、另存为、打印、打印预览、最近文件和退出等 12 个命令。

（2）设置。单击"设置"菜单项时，可弹出"设置"下拉式菜单，包括工具条、状态栏、实验标题、实验人员、实验相关数据、计滴时间、光标类型和定标等 17 个菜单选项。

（3）输入信号。单击"输入信号"菜单项时，将弹出包括 4 个通道的菜单项，每一个菜单项又有一个内容相同的输入信号选择子菜单，其中包括多个可供选择的信号类型。可以为不同的通道选择不同的信号，当选定所有通道的输入信号类型之后，单击工具条上的"开始"命令按钮，就可以启动数据采样，观察生物信号的波形变化。

（4）实验项目。单击"实验项目"菜单项时，将弹出下拉式菜单，包含各种实验的菜单项。当选择了一个实验模块之后，系统将自动设置该实验所需的各项参数，包括采样通道、采样率、增益、时间常数、滤波及刺激器参数等，并且将自动启动数据采样，可直接进入到实验状态。

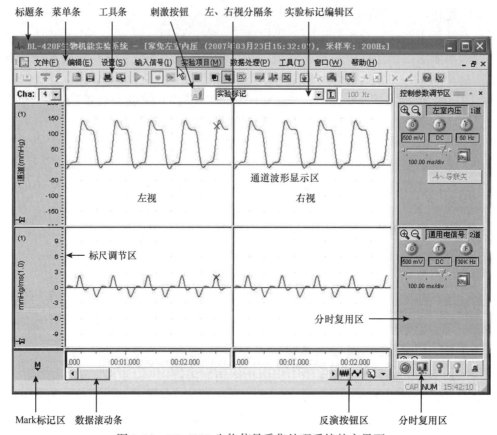

标题条　菜单条　　工具条　　刺激按钮　　左、右视分隔条　实验标记编辑区

通道波形显示区
左视
右视

标尺调节区

分时复用区

Mark标记区　数据滚动条　　　　　　　　　　　　反演按钮区　　分时复用区

图 2-10　BL-420F 生物信号采集处理系统的主界面

（5）数据处理。单击"数据处理"菜单项时，将弹出下拉式菜单，包括微分、积分、记滴趋势图，计算直线回归方程，计算药效参数 LD_{50}、ED_{50}，计算半衰期，t 检验等命令。

计算药效参数 LD_{50}、ED_{50}。该软件采用 Bliss 法进行 LD_{50} 的计算。选择此命令，将弹出 "计算 LD_{50}（ED_{50}）" 对话框，按照要求在对话框中输入相关数据并选择正确的"有效实验组数"，然后按"计算结果"按钮，即可计算出 LD_{50}（或 ED_{50}）以及其 95% 的可信限。

计算半衰期。用于计算某种药物在血液中的半衰期及消除速率常数。选择此命令，将弹出"半衰期计算"对话框，按照要求在对话框中输入相关数据，然后按"计算"按钮，计算机将自动计算出半衰期及其消除速率常数。

t 检验。选择此命令，将弹出 "t 检验计算" 对话框，按照要求在对话框中输入相关数据，然后按"计算"按钮，可计算出 t 值、P 值，并对结果进行描述。

2. 波形显示窗口　波形显示窗口是软件主界面中最重要的组成部分，可以同时观察到 4 个通道的生物信号波形。可以根据需要在屏幕上显示 1 ~ 4 个波形显示窗口，也可以通过波形显示窗口之间的分隔条调节各个波形显示窗口的高度。在某个通道显示窗口上双击鼠标左键可将该窗口变为最大化或者将其恢复到原始大小。

部分主要功能简述如下：①基线显示开关，显示或关闭标尺基线（参考 "0" 刻度线）。②叠加波形，此命令在刺激触发方式下有效，用于打开或关闭叠加波形曲线。③比较显示，用于打开或关闭比较显示方式。打开比较显示可将所有通道的波形一起显示在 1 通道的波形显示窗口中进行比较。④添加特殊标记，用于在波形的指定位置添加一个特殊实验标记。在某一个实验通道的空白处单击鼠标右键，选择此命令，在弹出的"特殊标记编辑"对话框中输入新添加的特殊实验标记内容，然后按下"确定"按钮。

3. 数据滚动条及反演按钮区　数据滚动条和反演按钮区位于通道显示窗口的下方。在左、右视中各有一个数据滚动条和反演按钮区，功能基本相同。

位于工具条的下方和波形显示窗口的上面，从左到右分别为当前选择通道的光标测量数据显示、启动刺激按钮、实验标记编辑区及采样率选择按钮。

4. 启动刺激按钮　在顶部工具条用于开和关刺激器，只在实时实验的状态下可用。

5. 分时复用区调节

（1）控制参数调节区。每个通道都有对应的一个控制参数调节区，控制参数调节区的各个部分简述如下：①"G"为增益调节旋钮，用于调节通道信号的放大倍数（增益）。调节方法：在此旋钮上单击鼠标左键或右键即可调节。②"T"为时间常数调节旋钮，用于调节时间常数（高通滤波）的挡位，功能为抑制低频干扰信号，调节方法参见①。③"F"为滤波调节旋钮，用于调节低通滤波的挡位，功能为抑制高频干扰信号。调节方法参见①。④扫描速度调节器，用于改变通道显示波形的扫描速度。调节方法：将鼠标指在该通道的扫描速度调节器的绿色向下三角形上，按鼠标左键，然后左右拖动三角形即可。

（2）显示参数调节区。用于调节每个显示通道的显示参数。包括4个区域：前景色选择区、背景色选择区、标尺格线色选择区和监听音量调节区。

（3）通用和专用信息显示区。用于显示每个通道的数据测量结果。

（4）刺激参数调节区。单击"刺激参数调节区"按钮即可打开刺激参数区，调节刺激的基本参数。

程控信息包括程控方式、程控刺激方向、程控增量、停止次数和程控刺激选择等部分。①程控方式，包括自动幅度、自动间隔、自动波宽、自动频率和连续串刺激5种程控刺激方式。②程控刺激方向，包括增大、减小两个选择按钮，控制着程控刺激器参数增大或减小的方向。③程控增量，程控刺激器在程控方式下每次发出刺激后程控参数的增量或减量。④停止次数，指停止程控刺激的次数。⑤程控刺激选择，包括"程控"和"非程控"。

6. 左、右视分隔条　左、右视分隔条位于波形显示窗口的最左边。把鼠标移至左、右视分隔条上，按鼠标左键并将其往右拖动即可把波形显示窗口拆分为左、右两个视窗。在实时实验过程中，右视可以观察即时出现的波形，左视观察过去记录的波形。

（二）BL-420F 生物信号采集处理系统在实验过程中的使用

1. 开机　双击"BL-420F 生物信号采集处理系统"启动图标启动系统软件。

2. 信号输入方式

（1）如果要做的实验在"实验项目"栏内，则用鼠标单击菜单条的"实验项目"菜单项，弹出下拉式菜单，选定实验系统及内容后，用鼠标左键单击该项，系统自动进入已设置基本参数的该实验状态。

（2）如果要做的实验在"实验项目"栏内没有，则用鼠标单击菜单条的"输入信号"菜单项，弹出下拉式菜单选定通道及输入信号类型并单击该项。

3. 参数调节　根据被观察信号的大小及波形特点，可在控制参数调节区中调节各通道的增益、滤波及扫描速度。具体操作详见控制参数调节区的介绍。

4.数据显示　在实验过程中，只需用鼠标单击分时复用区的"通用信息显示区"按钮，就可以不断观察生物信号测量的数据，该区即根据不同通道记录信号的类型，显示不同的测量数据。

5.暂停观察　如果要仔细观察正在显示的某段图形，用鼠标单击工具条上的"暂停"图标按钮，此时该段图形将被冻结在屏幕上。单击"开始"图标即可继续观察扫描图形。

6.刺激器的使用　刺激器的参数调节面板位于主界面最右边分时复用区的底部。当需要使用刺激器时，单击"刺激参数调节区"按钮，即可打开对话框设置刺激器的参数。当需要给标本刺激时单击"启动刺激"按钮，可启动或停止刺激。

7.添加实验标记　在实验过程中，需要在改变实验条件时添加一个实验标记，可添加特殊实验标记。

8.记录存盘和实验结束　当实验结束后，单击工具条上的"停止"命令按钮即可。软件界面会弹出一个存盘对话框，可以根据需要确定存盘文件所在的目录，以便于以后进行反演（重显）、分析和处理。

9.反演（重显）　重显数据文件是为了对已完成的实验结果进行进一步统计、分析和处理。方法：从工具条上选择"打开文件"命令，然后选择需要重显的文件名字，按"确定"按钮即可。

三、练 习 题

1.全屏显示"1通道"，调节其基线移至屏幕下方，并将通道波形分拆为左、右两个视窗，最后恢复原通道显示。

2.打开已保存实验，调节各通道实验波形的增益（大小）、扫描速度及滤波。

3.进入某一实验过程并显示实验数据。

4.设置刺激器：模式"粗电压"、方式"连续单刺激"、延时"50 ms"、波宽"2.0 ms"、频率"5 Hz"、强度"10 V"、"非程控刺激"，并启动刺激器。

第二节　721型分光光度计

一、工 作 原 理

721型分光光度计的基本原理是溶液中的物质在光的照射下产生了对光吸收的作用，且物质对光吸收是具有选择性的，各种物质都具有各自的吸收光谱。因此，当某单色光通过溶液时，其能量就会被溶液中对其具有选择性吸收能力的物质所吸收而减弱。光能量减弱的程度（即被吸收的程度）与物质的浓度和数量形成一定的比例关系，符合比色原理，即比尔定律：$E=KCL$。其中，E为消光值（吸光度、光密度），C为溶液的浓度，L为溶液的光径长度（比色杯的厚度）。可见，吸光度与溶液的浓度成正比。

二、721 型分光光度计示意图

721 型分光光度计仪器外形示意图如图 2-11 所示。

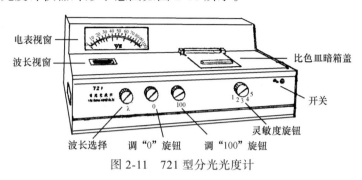

图 2-11　721 型分光光度计

三、使 用 方 法

（1）接通电源前，电表指针必须准确指示在"0"刻度线上，否则，应请技术人员校正。

（2）接通电源，打开比色皿暗箱盖，旋转调"0"电位器，使电表指针指在"0"刻度线上或稍高；旋转"λ"旋钮，选择合适的单色波长；灵敏度一般选择"1"，其选择原则是保证在空白杯测定时，能良好调到"100"的情况下，尽可能采用较低挡的灵敏度，以提高检测的稳定性。仪器要预热约 20 min 后方能使用。

（3）待仪器稳定后即可正常工作。首先将盛有比色液的比色杯（包括对照杯和实验杯）放入比色槽内，并使比色杯的透光面对着光路（从左向右），于空白杯测定条件下，旋转调"0"旋钮，使指针准确指示在"0"刻度线上，然后盖上比色皿暗箱盖（此时光门被打开，光电管受光，电表指针向右摆动），旋转调"100"旋钮，使指针准确指示在"100"刻度线上。如上重复调"0"、调"100"几次，仪器稳定后，即可进行实验杯光密度的测定。

（4）测定时，拉动比色槽拉杆，使光路通过实验杯，电表指针应向左摆动（实验杯颜色越深，摆动幅度越大），待电表指针稳定后，正确读取光密度数值（从右向左读）。为减少视角误差，应固定 1 人负责读取数据。

（5）测定完毕后，必须及时用蒸馏水冲洗比色杯，并用擦镜纸吸干表面的水备用。若仪器不再继续使用，必须切断电源。

四、注 意 事 项

（1）为确保仪器安全稳定工作，在电压波动较大的地方，应接 220 V 稳压电源，并有良好的接地装置。

（2）在操作过程中，手指只能拿住比色杯的两侧磨砂面，将其垂直放入比色槽内，然后将比色皿暗箱盖轻轻合上。

（3）仪器底部有两只干燥剂筒，如受潮变色应及时更换或烘干再用。

（4）为避免仪器被沾污，禁止在仪器上放置比色杯等物品。

（5）仪器长期不使用时，开关应置于"关"的位置，切断电源，并用塑料套罩住整个仪器，确保防尘、防潮。

第三节 TDL-5 型台式离心机

一、工作原理

TDL-5 型台式离心机是利用电动机带动转头高速运转所产生的相对离心力（RCF）进行悬浮液的固 - 液分离，对固相颗粒在 0.05 ～ 3.00 mm 的悬浮液均可作固 - 液分离，相对离心力的大小取决于试样所处的位置到轴心的水平距离，即旋转半径 R 和转速 n，其计算公式如下：

$$相对离心力（RCF）=1.118 \times 10^{-5} n^2 R（g）$$

$$n \text{——转速（r/min）} \quad R \text{——旋转半径（cm）}$$

二、TDL-5 型台式离心机控制面板示意图（图 2-12）

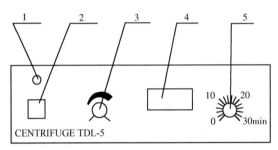

图 2-12 TDL-5 型台式离心机控制面板示意图

1. 电源指示灯；2. 电源开关；3. 调速旋钮；4. 转速表；5. 定时器旋钮

三、使用方法

（1）使用前必须先检查控制面板的各旋钮是否在规定的位置上（即电源开关处于关闭、调速旋钮及定时器旋钮处于零位）。

（2）打开离心机盖板，取出离心杯，将试管对称放入离心杯的试管固定托内，每一对离心杯的重量均用托盘天平调整至平衡，并放入离心机内对称的转架上。

（3）盖好盖板，接通电源，打开电源开关。

（4）旋转定时器旋钮至所需的时间位置。

（5）缓慢旋转调速旋钮，直到转速表指针指到所需的实际转速位置为止。

（6）离心时间结束后，将调速旋钮旋回零位，待机器完全停止运转后方能打开盖板。

四、注意事项

（1）仪器应放置在坚固平整的台面上，以免运转时产生剧烈震动。

（2）当仪器运转时听到异常声音，必须立即切断电源，停机检查原因。

（3）不可在仪器运转过程中打开盖板或移动机器。

（4）不可在仪器盖板上放置任何物品。

（5）实验完毕后，将离心杯、试管固定托及机器内外擦拭干净。长时间不使用仪器时，必须切断电源，盖上防护罩。

第四节　常用手术器械

一、蛙类手术器械

1.剪刀　常用的有眼科剪和粗剪刀，眼科剪宜剪神经和血管等细软组织，粗剪刀用于剪皮肤、肌肉、骨头等粗硬组织。

2.镊子　常用的有圆头镊、有齿镊和眼科镊。圆头镊用于夹捏组织和提切口，有齿镊用于夹捏骨头和剥脱蛙皮。

3.金属探针　用于破坏脑和脊髓。

4.玻璃分针　用于分离神经和血管等组织。

5.蛙心夹　使用时将一端夹住心尖，另一端借助缚线连于张力换能器，以描记心脏活动。

6.蛙板　用来固定蛙类，以便进行解剖和实验。在制备肌肉或神经标本时，可用图钉将蛙腿钉在板上。

二、哺乳类手术器械

1.手术刀　用于切开皮肤和脏器。

2.剪刀　剪毛宜用弯剪，剪皮肤、皮下组织和肌肉时使用粗剪刀（直剪），剪破血管以便插管或剪断神经时则使用眼科小剪。

3.镊子类　夹捏较大或较厚的组织和牵拉皮肤切口时，使用有齿镊子或圆头镊子，夹捏细软组织用眼科镊子或钟表镊子。

4.止血钳　除用于止血外，有齿止血钳用于提起皮肤，无齿止血钳用于分离皮下组织。蚊式止血钳较细小，适于分离小血管及小神经周围的结缔组织。

5.咬骨钳　用于打开颅腔和骨髓腔时咬切骨质。

6.颅骨钻　开颅钻孔用。

7.动脉夹　用于阻断动脉血流。

8.气管插营　急性动物实验时插入气管，以保证呼吸道畅通。

9.血管插管　动脉插管在急性动物实验时插入动脉，另一端接水银检压计或换能器，以记录血压。静脉插管插入静脉后固定，以便在实验过程中随时用注射器通过插管向动物体内注射各种药物和溶液。直行插管插入动脉和静脉，借以进行器官灌流实验。

第五节　常用生理溶液

在进行离体器官或组织实验时，为了维持标本的"正常"机能活动，须尽可能地使标本所处的环境因素与体内相近似。这些因素包括电解质成分、渗透压、酸碱度、温度，甚至某些营养物质。这样的溶液称为生理代用液，或称生理溶液。最简单的生理溶液为 0.9%（恒温动物）或 0.65%（变温动物）的 NaCl 溶液，又称生理盐水。但生理盐水的理化特性与体液（细胞外液）有很大不同，所以难以长时间维持离体器官或组织的正常活动。因此，S.Ringer 研制了能维持蛙心长时间跳动的溶液，称为任氏（Ringer）液。此后许多生理学家以此为基础，按工作需要配制成了各种生理溶液（表 2-2）。

表 2-2　配制生理溶液所需的基础溶液及所加量

成分	浓度（%）	任氏液（Ringer 液）	洛氏液（Locke 液）	台氏液（Tyrode 液）
氯化钠	20	32.5 mL	45.0 mL	40.0 mL
氯化钾	10	1.4 mL	4.2 mL	2.0 mL
氯化钙	10	1.2 mL	2.4 mL	2.0 mL
磷酸二氢钠	1	1.0 mL	—	5.0 mL
氯化镁	5	—	—	2.0 mL
碳酸氢钠	5	4.0 mL	2.0 mL	20.0 mL
葡萄糖		2.0 g（可不加）	1.0～2.5 g	1.0 g
蒸馏水		加至 1000 mL	加至 1000 mL	加至 1000 mL

注：配制成的生理溶液，要注意测定与校正溶液的 pH。任氏液应校正到 pH 7.2，洛氏液和台氏液应校正到 pH 7.3～7.4。

这些代用液中不仅电解质的晶体渗透压与体液相同，而且几种离子的比例、氧气与葡萄糖的含量以及溶液的缓冲能力也与体液相同，用这样的代用液能更长久地保持离体组织或器官的功能。

代用液不宜久置，故一般临用时配制。为方便起见，最好事先配好代用液所需的各种成分较浓的基础液，临用时按所需量取基础液置于瓶中，加蒸馏水至定量刻度即可（表 2-3）。在配制溶液前应当烘干药物，然后精确称量。应当注意的是，在加入电解质成分时，如配制时溶液中要求有 $NaHCO_3$ 或 NaH_2PO_4 而又需要加入 $CaCl_2$，则前两种盐都必须事先完全溶解而且充分稀释后，方可一边搅拌一边逐滴加入 $CaCl_2$，否则易产生 $CaCO_3$ 或 $Ca_3(PO_4)_2$ 沉淀物，使溶液混浊。葡萄糖应在临用时加入，因含有葡萄糖的溶液不能久存。

表 2-3　常用生理溶液的名称及成分

生理溶液名称	NaCl（g）	10%KCl（mL）	5%CaCl₂（mL）	5%NaHCO₃（mL）	5%MgCl₂（mL）	5%NaH₂PO₄（mL）	葡萄糖（g）	pH	用途
等张氯化钠液	6.0～6.5（冷血动物）8.5～9.0（温血动物）								蛙、龟、蛇 狗、兔、鼠
任氏液	6.5	2.0	2.0	4.0					蛙类器官组织
拜氏液（Bayliss 液）	6.5	1.4	2.4	4.0		0.2	2.0		离体蛙心
洛氏液	9.2	4.2	2.4	3.0			1.0	7.5	哺乳动物心脏、子宫
台氏液	8.0	2.0	2.0	20.0	2.0		1.0	8.0	哺乳动物肠肌

续表

生理溶液名称	NaCl（g）	10%KCl（mL）	5%CaCl₂（mL）	5%NaHCO₃（mL）	5%MgCl₂（mL）	5%NaH₂PO₄（mL）	葡萄糖（g）	pH	用途
豚鼠支气管液（Thoroton液）	5.59	4.6	1.5	10.4	0.45				豚鼠支气管
大鼠子宫液（Dale液）	9.0	4.2	0.6	10.0			0.5		大鼠子宫
克氏液（Krebs液）	6.9	3.5	5.6	4.2			2.0		哺乳动物各种组织

注：本表为配制 1000 mL 溶液的用量。配制时，所加各种盐中最后加 $CaCl_2$。葡萄糖临用时加入。

（胡世凤　陈相宜　吴勤婷）

第三章　实验的基本知识和操作技术

医学科学研究包括临床研究和动物实验研究。前者是在不损害病人健康的前提下进行的观察，因而要对机体功能、代谢及组织形态结构的变化进行深入、细致的研究会受到极大的限制。动物实验是在人为控制的条件下，向受试对象施加处理因素，并根据实验效应检验某种假说。动物实验研究与临床研究比较有以下优点：①可以严格控制实验条件，如通过动物的选择，减小因个体差异对实验结果产生的影响；②可以进行有害因素的观察，如毒物、病原生物的致病作用，新药疗效、不良反应的观察；③可以获取大量的实验样本，实验动物来源广泛、繁殖快、基因型明确，可以根据实验需要，获取能够反映实验效应的样本数量；④可以处死动物取得各种器官和组织进行多项观察。

第一节　常用的实验动物

实验动物是指科学育种、繁殖和饲养、供医学实验的动物。以下为常用实验动物的种类及其特点。

1. 青蛙与蟾蜍(frog and toad)　均属于两栖纲，无尾目，是医学教学实验中常用的动物。其心脏在离体情况下仍可较长时间地搏动，可应用于检验心功能的实验。其坐骨神经 - 腓肠肌标本可用来观察各种刺激或药物对周围神经、横纹肌或神经肌接头的作用。蛙舌与肠系膜是观察炎症反应和微循环变化的良好标本。

2. 小鼠（mouse）　属哺乳纲、啮齿目、鼠科，是医学实验中最常用的动物。具有繁殖周期短、生长快、温顺易捉、操作方便等特点。成年小鼠一般为 20 ～ 30 g，广泛应用于各种药物的毒理、药效学实验、药物的筛选、癌症研究、遗传学和免疫学实验等。

3. 大鼠（rat）　属哺乳纲、啮齿目、鼠科。大鼠繁殖快、性情凶猛、心血管反应敏锐。成年大鼠一般为 180 ～ 250 g，在医学教学实验中，可用于复制许多病理过程和疾病，如水肿、炎症、缺氧、休克、弥散性血管内凝血（DIC）、心肌梗死、肝炎、高血压、胃酸分泌、胃排空、肾功能不全等。

4. 豚鼠(guinea pig)　属哺乳纲，啮齿目、豚鼠科。又名荷兰猪、天竺鼠。豚鼠性情温顺，对某些病毒、组胺敏感，易引起变态反应，常用于抗过敏药和抗组胺药的实验，又因它对结核分支杆菌敏感，亦用于结核病模型研究。此外，也常用于离体心脏实验和钾代谢障碍、酸碱平衡紊乱的研究。

5. 家兔（rabbit）　属哺乳纲，啮齿目、兔科。常用品种有青紫蓝兔、中国本地兔（白家兔）、新西兰白兔等。适用的成年家兔体重为 2.0 ～ 2.5 kg。家兔性情温顺，对体温反应敏感，适用于热原反应与发热实验；对胆固醇代谢能力较低，适用于高胆固醇饮食制备动脉粥样硬化模型；还可用于血压、呼吸、尿生成、水肿、炎症、DIC、休克、心功能不全等研究。

6. 猫（cat）　属哺乳纲、食肉目、猫科。适用的成年猫体重为 1.5 ～ 2.5 kg。猫的循环系统发达，血压稳定，适用于药物对循环系统作用机制分析；神经系统反应较完善，常用于神经系统特别是中枢神经系统药理实验与行为观察；对呕吐反应敏感，可用于催吐与止吐实验。

7. 狗（dog）　属哺乳纲、食肉目、犬科。狗嗅、视、听觉灵敏，对外环境适应力强；血液、循环、消化和神经系统均很发达，与人类较接近。一般选用 8～12 kg 的狗做实验。狗适用于急、慢性实验，尤其是慢性实验，也可用于血压、酸碱平衡、DIC、休克等大实验。

第二节　实验动物的分类

一、按遗传学分类

1. 近交系　又称纯系。一般经过 20 代以上兄弟姊妹、父女、母子之间交配，基因纯合度达 98% 以上。由于个体之间在遗传上一致，纯系动物反应的离散性较小，实验可比性强。目前世界上已有纯系小鼠 500 多种，大鼠 200 多种。

2. 突变系　指由于基因发生变异而具有某种遗传缺陷的纯系动物。突变动物常用于制备某些病理模型，如高血压鼠、贫血鼠、肿瘤鼠、白血病鼠、糖尿病鼠和无胸腺裸鼠等。

3. 远交系　指非近亲交配育成的动物品系。培育时通常不从外部引种，只在群体内进行随机交配。常用的远交系动物有昆明种小鼠、Wistar 大鼠和 Sprague-Dawley（SD）大鼠、Dunkin Harleg 豚鼠、青紫蓝兔、新西兰兔等。

4. 系统杂交动物　由两个不同的近交系杂交所产生的第一代动物，简称 F_1 动物。它既有近交系动物的特点，又获得了杂交优势，具有生长快、繁殖率高、抗病力强等优点。系统杂交动物的遗传组成均等地来自母系和父系，其个体在遗传上是一致的，若进一步交配繁殖得到第二代动物，则会出现遗传分离和基因重组，个体间的一致性就会消失。

5. 遗传工程品系

（1）转基因动物：把外源基因导入动物染色体基因组内，使动物能够表达研究所要求的基因产物并进行遗传。

（2）嵌合体动物：把动物早期胚胎进行分割后与同种或异种胚胎细胞聚合后发育而成的动物。

二、按微生物学特征分类

1. 普通动物　饲养在开放环境中，不存在可能传染给人的疾病，可用于实验教学。

2. 清洁动物　种系清楚，不杂乱，除普通动物应排除的病原体外，不携带对动物危害大和对科学研究干扰大的病原体，目前广泛应用于一般的科学实验。

3. 无特异病原体动物　动物为剖宫产或子宫切除产，按纯系要求繁殖，在隔离、封闭条件下饲养，只有一些不致病的细菌丛，没有各种致病的病原菌。

4. 无菌动物　在全封闭条件下饲养的纯系动物，不带任何细菌和寄生虫。

由于后两类动物要求高，价格昂贵，只宜用于特殊目的和要求的研究。

三、按国家动物管理条例分类

按照国家科学技术委员会在 1988 年 11 月颁布施行的《实验动物管理条例》（2017 年 3 月 1 日进行了第三次修订），将动物分为四级：一级，普通动物；二级，清洁动物；三级，无特定病原体动物；四级，无菌动物。

第三节　实验动物的选择

动物实验的反应不仅取决于处理因素的性质、剂量与施加方法，而且与受试对象的遗传特性、年龄、性别及健康状况等因素有关。因此，实验动物的选择应遵守以下原则。

一、选择遗传性一致的动物

医学科研必须避免使用由不明种系任意交配繁殖的杂种动物，应选用近交系、突变系、杂交一代动物。

二、根据实验目的选择动物种属和品系

不同种类动物在生理、解剖上存在一定的差别，许多生理常数相差显著，对各种处理因素的反应性不同，故不同目的的实验应选用不同种属和品系的动物。

在选用实验动物时，尽可能选择结构、功能和代谢特点接近于人类的动物，如狗的循环、神经和消化系统与人相似，猪的皮肤组织与人相似。不同种属的动物对于不同致病刺激物的反应不同，对致敏物质的反应程度的强弱大致为：豚鼠＞家兔＞狗＞小鼠＞猫＞青蛙。豚鼠易于致敏，故在过敏反应或变态反应的研究中常选用豚鼠。家兔体温变化灵敏，常用于对发热、热原检定、解热药的研究实验。家兔颈部的交感神经、迷走神经、减压神经是各自独立走行的，因此，观察研究减压神经对心血管的作用时须选用家兔。狗、大鼠、家兔常用于高血压的研究。肿瘤研究中则需考虑哪种动物什么癌发生率高及哪种动物具有自发性肿瘤倾向。

同种动物的不同品系，对同一致病刺激物的反应也不同。例如，津白Ⅰ号小鼠不易致癌，而津白Ⅱ号小鼠则易致癌。再如，C57BL 小鼠对肾上腺皮质激素的敏感性比 DBA 小鼠和 BALB/C 小鼠高约 12 倍。

三、根据实验要求选择动物个体

同一种属、品系的实验动物，对同一处理因素的反应存在着个体差异。造成个体差异的原因与年龄、性别、生理状态和健康情况有关。

1. 年龄　不同年龄动物的组织、细胞功能状态存在差异，大多数实验采用成年动物，而长期实验宜采用幼年动物。老年动物则用于特殊实验。

2. 性别　不同性别动物的解剖、生理和对某些刺激因素的反应也有所不同。例如，雌性动物对某些有机磷化合物（对硫磷、苯硫磷）较雄性动物的敏感性高 5～8 倍，心脏再灌注实验与氨基半乳糖实验性肝损伤实验用雄性大鼠比雌性大鼠容易成功。因此，若无特

殊要求，一般各组中宜选用雌雄各半。如已证明无性别影响，亦可雌雄不拘。

3. 生理状态　动物的特殊生理状态，如妊娠期、授乳期，机体的生理、生化参数和对药物的反应性有很大变化，应予以考虑。

4. 健康情况　动物若处于衰弱、饥饿、寒冷、炎热、疾病等情况下，实验结果不稳定。健康情况不好的动物，不能用于实验。

实验动物健康状况的判断：

（1）一般状态：眼睛有神，活泼，反应灵活，食欲和发育良好。

（2）头部：眼结膜不充血，瞳孔清晰；眼鼻部无分泌物流出；呼吸均匀，无啰音，无鼻翼扇动，不打喷嚏。

（3）皮毛：皮毛清洁柔软、有光泽，无脱毛和蓬乱；皮肤无真菌感染表现。

（4）腹部：不膨大，肛门区清洁无稀便，无异样分泌物。

（5）外生殖器：无损伤，无脓痂，无异样分泌物。

（6）爪趾：无溃疡，无结痂。

第四节　实验动物的编号、捉拿与固定

一、实验动物的编号

为了便于分组和辨别，常需事先为实验动物编号。常用的编号方法为挂牌法和染色法。狗、兔等大动物可用特制的铝号码牌固定于链条上或耳朵上。白色家兔和小动物可用黄色苦味酸溶液涂于身体特定部位的毛上标号。如编号1～10将小鼠背部分前肢、腰部、后肢的左、中、右部，共九个区域，从右到左为1～9号，第10号不涂色（图3-1）。

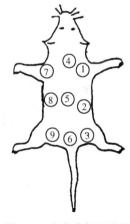

图3-1　小鼠背部的编号

二、实验动物的捉拿方法

1. 蛙和蟾蜍　左手握持动物，以食指和中指压住一侧前肢。大拇指压住另一侧前肢，以无名指、小指压住腹侧部和后肢。捣毁脑和脊髓时，右手将探针经枕骨大孔向前刺入颅腔，左右摆动探针捣毁脑组织，然后退回探针向后刺入椎管内破坏脊髓。

2. 小鼠　捉拿法有两种：一种方法是用右手提起尾部，放在鼠笼盖或其他粗糙面上，向后上方轻拉，此时小鼠前肢紧抓粗糙面，迅速用左手拇指和食指捏住小鼠颈部皮肤并用小指和手掌尺侧夹持其尾根部固定手中；另一种方法是只用左手，先用拇指和食指抓住小鼠尾部，再用手掌尺侧及小指夹住尾根，然后用拇指及食指捏住其颈部皮肤。前一种方法简单易学，后一种方法难，但捉拿快速，给药速度快（图3-2）。

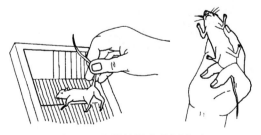

图3-2　小鼠的捉拿及固定法

3. 大鼠　捉拿方法基本同小鼠，捉拿时，右手抓住鼠尾，将大鼠放在粗糙面上。左手戴上防护手套或用厚布盖住大鼠。抓住整个身体并固定其头部以防咬伤，捉拿时不能用力过猛或捏其颈部，以免引起窒息。大鼠在惊恐或被激怒时易咬人，在捉拿时应注意（图 3-3）。

4.豚鼠 捉拿时一只手以拇指和中指从豚鼠背部绕到腋下抓住，另一只手托住其臀部。体小者可用一只手捉拿，体大者捉拿时宜用双手（图 3-4）。

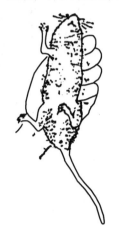 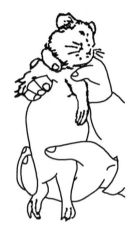

图 3-3　大鼠抓取方法　　　　　　　图 3-4　豚鼠抓取方法

5.家兔 捉拿时一只手抓住其颈背部皮肤，轻轻将家兔提起，另一只手托住其腹或臀部（图 3-5）。

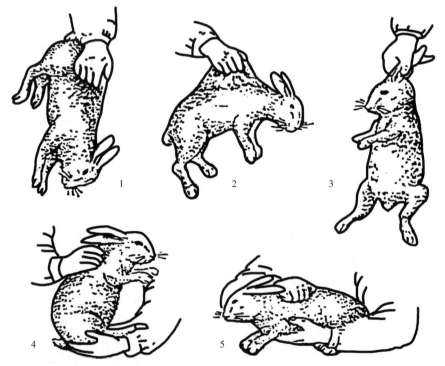

图 3-5　家兔的抓取方法

1、2、3 均为不正确的提取方法（1.可伤两肾；2.可造成皮下出血；3.可伤两耳），4、5 为正确的提取方法；颈后部的皮厚可以抓，并用手托住兔体。

6. 猫　捉拿时先轻声呼唤，慢慢将一只手伸入猫笼中，轻抚猫的头、颈及背部，抓住其颈背部皮肤，另一只手抓其背部。如遇凶暴的猫，可用套网捉拿，操作时注意猫的利爪和牙齿，勿被其抓伤或咬伤，必要时可用固定袋将猫固定。

7. 狗　一人用长柄捕狗夹挟住狗颈将其按倒，另一人从笼中拉出狗后肢或前肢，将待注射部位剪毛，从后肢外侧小隐静脉或前肢内侧皮下头静脉注射麻醉药。如实验需要清醒狗，则另一人将狗嘴绑住。方法为：用一根粗绳兜住下颌，在上颌打一结（打结时勿激怒动物，也可不打结），然后将两绳端绕向下颌再作一结，最后将两绳端引至耳后部，在颈项上打第三结，在该结上再打一活结（图3-6）。

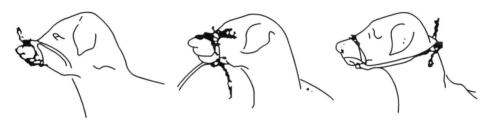

图3-6　捆绑狗嘴的步骤

三、实验动物的固定

1. 蛙和蟾蜍　捣毁脑和脊髓后，用大头针钉住四肢，固定在木制蛙板上。

2. 小鼠、大鼠和豚鼠　需做手术时，可将四肢固定在特制的手术台上。

3. 猫和家兔

（1）头部的固定：固定猫头和家兔头可用特制的夹子（图3-7）。兔头夹为附有铁柄的半圆形铁圈和一可调铁圈。固定时先将麻醉好的家兔颈部放在半圆形的铁圈上，再把嘴伸入可调铁圈内，最后将兔头夹的铁柄固定在实验台上；或用一根粗棉绳，一端挂动物的两颗上门齿，另一端拴在实验台的铁柱上，做颈部手术时，可将一粗注射器筒垫于动物的颈下，以抬高颈部，便于操作。以上方法较适于仰卧位的固定。动物取俯卧时（特别是头颅部实验时），常用马蹄形头固定器固定。

（2）四肢的固定：猫和家兔取仰卧位时，方法与上述狗仰卧位四肢固定的方法相同；若动物取俯卧位，前肢缚绳不必左右交叉，将四肢缚绳直接固定在实验台两侧前后固定钩上即可。

4. 狗

（1）头部的固定：麻醉后，将动物固定在手术台或实验台上。固定的姿势依手术或实验种类而定，一般多采取仰卧位或俯卧位。仰卧位便于进行颈、胸、腹、股等部的实验，后者便于脑和脊髓实验。固定狗头可用特别的狗头夹。狗头夹（图3-7）为一圆铁圈，圈的中央横有两根铁条，上面的一根略弯曲，与螺旋铁棒相连，下面的一根平直并可抽出。固定时先将狗

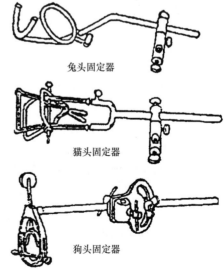

兔头固定器

猫头固定器

狗头固定器

图3-7　常用动物的头固定器

舌拽出，将狗嘴伸入铁圈，再将平直铁条插入上下颌之间，然后下旋螺旋铁棒，使弯形铁条压在鼻梁上（俯卧位固定时）或下颌上（仰卧位固定时）。铁圈附有铁柄，用于将狗头夹固定在实验台上。

（2）四肢的固定：头部固定后，再固定四肢。先用粗棉绳的一端缚扎于踝关节的上方。

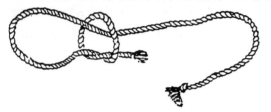

图 3-8　绑扎动物四肢的扣结

若动物取仰卧位，可将两后肢左右分开，将棉绳的另一端分别缚在手术台两侧木钩上，而前肢须平直放在躯干两侧。为此可将绑缚左右前肢的两根棉绳从狗背后交叉穿过，压住对侧前肢小腿，分别缚在手术台两侧的木钩上。缚扎四肢的扣结见图 3-8。

第五节　实验动物的给药方法

一、灌胃给药法

1. 小鼠灌胃法　左手拇指和食指捏住小鼠颈部皮肤，无名指或小指将尾部紧压在手掌上，使小鼠腹部向上，右手持灌胃管（1 ～ 2 mL 注射器上连接以 7 号注射针头尖端磨钝后稍加弯曲的灌胃管），灌胃管长 4 ～ 5 cm，直径约 1 mm。操作时，经口角将灌胃管插入口腔。用胃管轻压小鼠头部，使口腔和食道成一直线，再将胃管前端插入约到达膈肌水平，此时可稍感有抵抗。如此时动物无呼吸异常，即可将药注入，如遇阻力或动物憋气时则应抽出重插。如误插入气管则动物立即死亡。药液注完后轻轻退出胃管，操作时宜轻柔、细致，切忌粗暴，以防损伤食道及膈肌（图 3-9B）。

2. 大鼠灌胃法　一只手的拇指和中指分别放到大鼠的左右腋上，食指放于颈部，使大鼠伸开两前肢，握住动物。灌胃法与小鼠相似。采用的灌胃管长 6 ～ 8 cm，直径约 1.2 mm，尖端呈球状。插管时，为防止插入气管，应先抽回注射器针栓，无空气抽回说明不在气管内，即可注药。一次可注射药量为 1 mL/100 g 体重（图 3-9A）。

3. 豚鼠灌胃法　助手以左手从动物背部把后肢伸开，握住腰部和双后肢，用右手拇指、食指夹持两前肢。术者右手持灌胃管沿豚鼠上腭壁滑行，插入食道，轻轻向前推进插入胃内。插管时亦可用木制或竹制的开口器，将导尿管穿过开口器中心的小孔插入胃内。插管完毕回抽注射器针栓，无空气抽回时，慢慢推注药液，如有空气抽回，说明插入气管，应拔出重插。药物注完后再注入生理盐水 2 mL，冲净管内残存药物。拔出插管时，应捏住导尿管的开口端，慢慢抽出，当抽到近咽喉部时应快速抽出，以防残留的液体进入咽喉部，吸入呛坏动物。

4. 家兔灌胃法　用兔固定箱，可一人操作，右手将开口器固定于家兔口中，左手将导尿管经开口

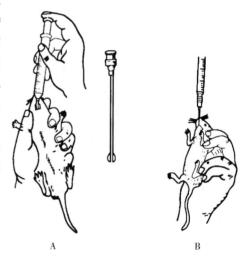

A　　　　　　　B

图 3-9　大鼠 A、小鼠 B 灌胃法

器中央小孔插入；如无固定箱，则需两人协作进行，一人坐好，腿上垫好围裙，将兔的后肢夹于两腿间，左手抓住双耳，固定其头部，右手抓住其两前肢。另一人将开口器横放于家兔口中，将家兔舌压在开口器下面。此时助手的双手应将家兔耳、开口器和两前肢同时固定好，另一人将导尿管自开口器中央的小孔插入，慢慢沿家兔口腔上腭壁插入食道 15 ～ 18 cm。插管完毕将胃管的外口端放入水杯中，切忌伸入水过深。如有气泡从胃管逸出，说明不在食道内而是在气管内，应拨出重插。如无气泡逸出，则可将药推入，并以少量清水冲洗胃管，胃管最后的拔出方法同豚鼠。

二、注射给药法

1. 皮下注射

（1）小鼠皮下注射：通常在背部皮下注射，注射时以左手拇指和中指将小鼠颈背部皮肤轻轻提起，食指轻按其皮肤，使其形成一个三角形小窝，右手持注射器从三角窝下部刺入皮下，轻轻摆动针头，如易摇动则表明针尖在皮下，此刻可将药液注入。针头拔出后，以左手在针刺部位轻轻捏住皮肤片刻，以防药液流出。大批动物注射时，可将小鼠放在鼠笼盖或粗糙平面上，左手拉住尾部，小鼠自然向前爬动，此时右手持针迅速刺入其背部皮下，推注药液（图 3-10）。

（2）大鼠皮下注射：注射部位可在背部或后肢外侧皮下，操作时轻轻提起注射部位皮肤，将注射针头刺入皮下，一次注射量为 1 mL/100 g。

（3）豚鼠皮下注射：可选用两肢内侧、背部、肩部等皮下脂肪少的部位进行注射。通常在大腿内侧，注射针头以与皮肤呈 45° 的方向刺入皮下，确定针头在皮下后推入药液，拔出针头后，拇指轻压注药部位片刻。

（4）家兔皮下注射方法：参照小鼠皮下注射法。

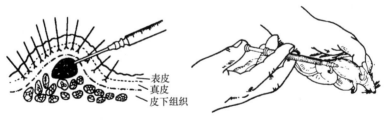

图 3-10　小鼠皮下注射法

2. 腹腔注射法

（1）小鼠：左手固定动物，使腹部向上，头呈低位。右手持注射器，在小鼠右侧下腹部刺入皮下，沿皮下向前推进 3 ～ 5 cm，然后刺入腹腔。此时有抵抗力消失的感觉，这时在针头保持不动的状态下推入药液。一次可注射药量为 0.1 ～ 0.2 mL/10 g。应注意切勿针头向上注射，以防针头刺伤内脏。

（2）大鼠、豚鼠、家兔、猫等：此类动物的腹腔注射皆可参照小鼠腹腔注射法。但应注意家兔与猫在腹白线两侧注射，离腹白线约 1 cm 处进针。

3. 肌内注射法

（1）小鼠、大鼠、豚鼠：一般不做肌内注射，如需要时，可将动物固定后，一只手拉直动物左或右侧后肢，另一只手将针头刺入后肢大腿外侧肌肉内，用 5 ～ 7 号针头，小鼠一次注射量不超过 0.1 mL/ 只。

（2）家兔：固定动物，右手持注射器，令其与肌肉呈 60° 一次刺入肌肉中，先抽回针栓，无回血时将药液注入，注射后轻按摩注射部位，帮助药液吸收。

4. 静脉注射法

（1）小鼠、大鼠：多采用尾静脉注射，先将动物固定于固定器内（图 3-11，可采用筒底有小口的玻璃筒、金属或铁丝网笼）。将全部尾巴留在外面，以右手食指轻轻弹尾尖部，必要时可用 45 ～ 50℃ 的温水浸泡尾部或用 75% 乙醇擦尾部，使全部血管扩张充血、表皮角质软化，以拇指与食指捏住尾部两侧，使尾静脉充盈明显，以左手无名指和小指夹持尾尖部，中指从下托起尾巴固定。右手用 4 号针头，令针头与尾部呈 30° 刺入静脉，推动药液无阻力且可见沿静脉血管出现一条白线说明针头在血管内，可注药。如遇到阻力较大，皮下发白且有隆起时，说明针头不在静脉内，需拔出针头重新穿刺。注射完毕后，拔出针头，轻按注射部止血。一般选择尾两侧静脉，并宜从尾尖端开始，渐向尾根部移动，以备反复应用。一次注射量为 0.05 ～ 0.1 mL/10 g 体重，大鼠亦可进行舌下静脉注射，或把大鼠麻醉后切开其大腿内侧皮肤进行股静脉注射；亦可颈外静脉注射。

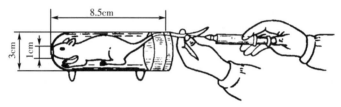

图 3-11　小鼠尾静脉注射法

（2）豚鼠：可选用多部位的静脉注射，如前肢皮下头静脉、后肢小隐静脉、耳壳静脉或雄鼠的阴茎静脉，偶可心内注射。一般前肢皮下静脉穿刺易成功。也可先将后肢皮肤切开，暴露静脉，直接穿刺注射，注射量不超过 2 mL。

（3）家兔：家兔静脉注射一般采用耳缘静脉。耳缘静脉沿耳背后缘走行，较粗，剪除其皮肤上的毛并用水湿润局部，血管即显现出来。注射前可先轻弹或揉擦耳尖部并用手指轻压耳根部，刺入静脉（第一次进针点要尽可能靠远心端，以便为以后的进针留有余地）后顺着血管平行方向深入 1 cm，放松对耳根处血管的压迫，左手拇指和食指移至针头刺入部位，将针头与家兔耳固定并进行药物注射。若注射阻力较大或出现局部肿胀，说明针头没有刺入静脉，应立即拔出针头，在原注射点的近心端重新刺入。注射完毕，拔出针头，用棉球压住针刺孔，以免出血。若实验过程中需补充麻醉药或静脉给药，也可不抽出针头，而用动脉夹将针头与兔耳固定，只拔下注射器筒，用一根与针头内径吻合且长短适宜的针芯插入针头小管内，防止血液流失，以备下次注射时使用。

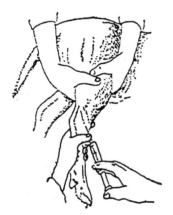

图 3-12　狗后肢静脉注射给药法

（4）狗：抓取狗时，要用特制的钳夹住狗颈部，将它压倒在地，由助手将其固定好，剪去前肢或后肢皮下静脉部位的被毛（前肢多取内侧的头静脉，后肢多取外侧面的小隐静脉），静脉注射麻醉药或实验药物（图 3-12）。

第六节 实验动物的麻醉

一、麻醉药和麻醉方法

进行在体动物实验时，宜用处于清醒状态的动物，这样更接近生理状态。但在进行手术或实验时为了消除疼痛或减少动物挣扎而影响实验结果，必须使用麻醉动物进行实验。麻醉动物时，应根据不同的实验要求和不同的动物选择麻醉药。

1. 局部麻醉 做表层手术时，以浓度为 0.5% ~ 2% 的普鲁卡因皮下注射作浸润麻醉，剂量可按所需麻醉面积的大小而定，如家兔颈部手术时需 2 ~ 3 mL。

2. 全身麻醉

（1）吸入麻醉：将乙醚（ether）附在棉球上放入玻璃罩内，利用其易挥发的性质，经呼吸道进入肺泡，对动物进行麻醉。适用于各种动物。可用于时间短的手术过程或实验，吸入后 15 ~ 20 min 开始发挥作用。采用乙醚麻醉的优点是麻醉的深度易于掌握，比较安全，麻醉后苏醒快。缺点是需要专人管理。在麻醉初期常出现强烈兴奋现象，对呼吸道有较强的刺激作用。对于经验不足的操作者，用乙醚麻醉动物时容易因麻醉过深而致动物死亡。另外，乙醚易燃、易爆，对人亦有作用，使用时应避火、通风并注意安全。

（2）注射麻醉

1）巴比妥类：各种巴比妥类药物的吸收和代谢速度不同，其作用时间亦有长有短。戊巴比妥钠（pentobarbital sodium）作用时间为 1 ~ 2 h，属中效巴比妥类，实验中最为常用。常配成 1% ~ 5% 的水溶液，由静脉或腹腔给药。硫喷妥钠（thiopental sodium）作用时间仅 10 ~ 15 min，属短效或超短效巴比妥类，适用于较短时程的实验（表 3-1）。

巴比妥类对呼吸中枢有较强的抑制作用，麻醉过深时，呼吸活动可完全停止，故应注意防止给药过多过快。此类药物对心血管系统也有复杂的影响，故不用于研究心血管机能的实验动物的麻醉。

2）氯醛糖：本药溶解度较小，常配成 1% 的水溶液。使用前需先在水浴锅中加热，使其溶解，但加热温度不宜过高，以免降低药效。本药的安全范围大，能导致持久的浅麻醉，对自主性神经中枢无明显抑制作用，对痛觉的影响也小，故特别适用于研究要求保留生理反射（如心血管反射）或研究神经系统反应的实验。

3）乌拉坦：又名氨基甲酸乙酯，与氯醛糖类似，可导致较持久的浅麻醉，对呼吸无明显影响。乌拉坦（urethane）对兔的麻醉作用较强，是家兔急性实验中常用的麻醉药，对猫和狗则奏效较慢，对大鼠和兔能诱发肿瘤，不宜用于长期存活的慢性实验动物的麻醉。本药易溶于水，使用时应配成 10% ~ 25% 的溶液。

机能学实验中常将氯醛糖与乌拉坦混合使用。以加温法将氯醛糖溶于 25% 的乌拉坦溶液，使氯醛糖的浓度为 5%。狗和猫静脉注射剂量为每千克体重 1.5 ~ 2 mL 混合液，其中氯醛糖剂量为 75 ~ 100 mg/kg 体重。家兔也可用此剂量静脉注射。与乙醚比较，巴比妥类、氯醛糖和乌拉坦等非挥发性麻醉药的优点是使用方法简便，一次给药（硫喷妥钠除外）可维持较长时间的麻醉状态，手术和实验过程中不需要专人管理麻醉，而且麻醉过程比较平稳，动物无明显挣扎现象。缺点是苏醒较慢。

表 3-1 注射麻醉药的剂量与给药途径

常用药物（浓度）	动物	给药法	剂量（mg/kg）	维持时间（h）	备注
戊巴比妥钠（3%～5%）	狗、猫、家兔	i.v.	30	1～2	
		i.p.	30	1～2	
		s.c.	50	1～2	
	豚鼠	i.p.	45	1～2	
	大鼠	i.p.	45	1～2	
	小鼠	i.p.	45	1～2	
硫喷妥钠（5%）	狗、猫	i.v.、i.p.	20～30	0.25～0.5	
	家兔、大鼠	i.v.、i.p.	30～50	0.25～0.5	抑制呼吸较严重
乌拉坦（20%）	猫、家兔	i.v.、i.p.	900～1000	2～4	
	大鼠、小鼠	i.m.	1300	2～4	毒性较小
	蛙	淋巴囊	2000	2～4	安全
氯醛糖（2%）	猫、家兔	i.v.、i.p.	80	5～6	安全，肌松不全
	大鼠	i.v.、i.p.	80	5～6	听觉抑制不深
氯乌合剂	猫、家兔	i.v.、i.p.	氯醛糖75	5～6	
			乌拉坦750		

注：i.v. 静脉注射，i.p. 腹腔注射，i.m. 肌内注射，s.c. 皮下注射。

二、各种动物的麻醉方法

1. 小鼠 根据需要选用吸入麻醉或注射麻醉。注射麻醉时多采用腹腔注射法。
2. 大鼠 多采用腹腔麻醉，也可用吸入麻醉。
3. 豚鼠 可进行腹腔麻醉，也可将药液注入背部皮下。
4. 猫 多用腹腔麻醉，也可用前肢或后肢皮下静脉注射法。
5. 家兔 多采用耳缘静脉麻醉。注射麻醉药时应先快后慢，并密切注意兔的呼吸及角膜反射等变化。
6. 狗 多采用前肢或后肢皮下静脉注射法。

三、动物麻醉的注意事项

不同动物个体对麻醉药的耐受性是不同的。因此，在麻醉过程中，除参照上述一般药物用量标准外，还必须密切注意动物的状态以决定麻醉药的用量。麻醉的深浅，可根据呼吸的深度和快慢、角膜反射的灵敏度、有无四肢和腹壁肌肉的紧张性及皮肤夹捏反应等进行判断。当呼吸突然变深变慢、角膜反射的灵敏度明显下降或消失、四肢和腹壁肌肉松弛、皮肤夹捏无明显疼痛反应时，应立即停止给药。静脉注药时应坚持先快后慢的原则，避免动物因麻醉过深而死亡。

麻醉过深时，最易观察到的是呼吸极慢甚至停止，但仍有心搏。此时应立即进行人工呼吸。可用手有节奏地压迫和放松胸廓，或推压腹腔脏器使膈上下移动，以保证肺通气，与此同时，迅速做气管切开并插入气管套管，连接人工呼吸机以代替徒手人工呼吸，直至主动呼吸恢复。还可给予苏醒剂以促恢复，常用的苏醒剂有咖啡因（1 mg/kg 体重）、尼可刹米（2 ～ 5 mg/kg 体重）和山梗菜碱（0.3 ～ 1 mg/kg 体重）等。心搏停止时应进行心脏按压，注射温热生理盐水和肾上腺素。实验过程中如麻醉过浅，可临时补充麻醉药，但一次补充剂量不宜超过总量的 1/5。

第七节　实验动物的取血与处死方法

一、实验动物的取血方法

1. 小鼠、大鼠的取血方法

（1）断头取血：这是常用且简便的一种取血法，操作时抓住动物，用剪刀剪掉头部，立即将鼠颈部向下，提起动物，并对准已准备好的容器（内放抗凝剂），鼠血快速滴入容器内。

（2）眼眶动脉或静脉取血：将动物倒持压迫眼球，使其突出充血后，用止血钳迅速摘除眼球，眼眶内很快流出血液，将血液滴入有抗凝剂的玻璃器皿内，直至不流为止。一般可取得相当于动物体重 4% ～ 5% 的血液量，用毕动物即死亡，只适用于一次性取血。

（3）眼眶后静脉丛取血：用玻璃毛细管，内径为 1.0 ～ 1.5 mm，临用前折断成 1 ～ 8 cm 长的毛细管段，浸入 1% 的肝素溶液中，取出干燥。取血时左手抓住鼠两耳之间的颈背皮肤，使头部固定，并轻轻向下压迫颈部两侧，引起头部静脉血液回流困难，使眼眶静脉丛充血，右手持毛细管，将其新折断端插入眼睑与眼球之间后，轻轻向眼底部方向移动并旋转毛细管以切开静脉丛，保持毛细管水平位，血液即流出，以事先准备的容器接收，取血后，立即拔出取血毛细管，松手即可止血。小鼠、大鼠、豚鼠及家兔均采取此法取血。特点是可根据实验需要，数分钟内在同一部位反复取血。

（4）尾尖取血：这种方法适用于采取少量血样。取血前宜先使鼠尾血管充血，室温低时可用热吹风吹，然后剪去尾尖，血即自尾尖流出。

（5）心脏取血：左手抓住鼠背及颈部皮肤，右手持注射器，在心尖冲动最明显处刺入心室，抽出血液。也可从上腹部刺入，穿过横膈膜刺入心室取血。动作应轻巧，否则取血后动物可能死亡。

2. 豚鼠的取血方法

心脏取血：需二人协作进行，助手以两手将豚鼠固定，腹部向上。操作者用左手在胸骨左侧触摸到心脏搏动处，选择心搏最明显部位进针穿刺，一般是在第 4 ～ 6 肋间。如针头进入心脏，则血液随心搏而进入注射器内，取血应快速，以防在管内凝血。如认为针头已刺入心脏但还未出血时，可将针头缓慢退回一点。失败时应拔出重操作。切忌针头在胸腔内左右摆动，以免损伤心脏和肺而致豚鼠死亡。此法取血量较大，可反复采血，但需技术熟练。

3. 家兔的取血方法

（1）耳缘静脉取血法：以小血管夹夹住耳根部，沿耳缘静脉局部涂抹二甲苯，使血管扩张，涂后即用酒精棉球拭净，以粗针头插入耳缘静脉，拔出针头血即流出。此法简单，取血量大，可取 2 ～ 3 mL，且可反复取血。

（2）颈动脉取血：先做颈动脉暴露手术，将其游离出 2 ～ 3 cm 长的血管段，并在其下穿两条线，用一条线结扎远心端，使血管充盈。近心端以小动脉夹夹闭，用眼科剪于结扎处的近心端剪一"V"形小切口，插入硬塑料动脉插管并用线结扎且固定好，以防止动脉插管脱出。动物体内可注射肝素抗凝。手术完毕后，取血时打开动脉夹放出所需血量，而后夹闭动脉夹。这样可以按照所需时间反复取血，方便且准确。但该动物只能利用一次。

4. 狗的取血方法

（1）前肢皮下头静脉取血：剪毛后，助手压迫血管上端或用橡皮带扎其上端。以左手二指固定静脉后即可用注射器针头刺入取血。

（2）后肢小隐静脉取血：取血方法同前肢皮下头静脉。

二、实验动物的处死方法

处死实验动物常用的方法有以下几种：

1. 颈椎脱臼法　本法适用于小鼠，用一只手拇指和食指压住小鼠的后头部，另一只手捏住小鼠尾巴，用力向上牵拉，使之脱臼死亡。处死大鼠也可用此法，但需较大力气。

2. 空气栓塞法　用注射器将空气急速注入静脉，可使动物死亡。一般兔与猫可注入空气 10 ～ 20 mL。

3. 心脏取血法　用粗针头一次大量抽取血液，可致动物死亡。此法常用于豚鼠、猴等。

4. 大量放血法　大鼠可采取摘除眼球，由眼眶动脉放血致死的方法。或断头、切开股动脉，使其大量失血而死。家兔亦可在麻醉情况下，由颈动脉放血，并轻轻挤压胸部，尽可能使其大量失血致死。

5. 注射药物致死法　注射麻醉剂、氯化钾等。

6. 其他方法　蛙或蟾蜍可断头，也可用探针经枕骨大孔破坏脑和脊髓处死。

第八节　动物实验的种类与基本操作技术

一、动物实验的种类和特点

1. 急性实验　是采用活体解剖的方法，把失去知觉的动物（全身麻醉或局部麻醉下）某一功能系统、器官或组织暴露于直视之下，或置于实验仪器的准确控制之下（活体解剖实验方法），或用适当的方法把所需器官或组织从动物体内取出，置于人工环境中，给予人工处置（离体器官实验方法），然后观察其活动与反应，以研究其功能或其对某种外加因素的反应及反应机制的一些动物实验的总称。本实验指导中介绍的实验基本上都属于急性实验。

急性实验的优点是，通过对实验条件的严格控制，可排除一些复杂因素的影响，在较短时间内获得较多的有价值的分析材料。其缺点是，由于动物处于失常状态，如麻醉、创伤、失血等，使实验结果不能完全反映整体动物在生理条件下功能活动的规律。

2. 慢性实验　是指在无菌条件下，给动物施行一定的实验外科手术（如各种造瘘术、脏器的切除或移植），待其恢复健康后再行实验和观察；或者把一定的物理性、化学性和生物性等致病因素作用于动物复制成各种疾病模型，详细研究和观察疾病的发生、发展的规律或各种实验性治疗措施的效果。

慢性实验的最大优点是保持了实验动物机体的完整性及其与外界环境的统一性，动物处于比较接近自然的生活状态。因此，所观察到的实验结果比较符合客观实际，也比较正确可靠。但其观察时间长，对实验设备和技术要求高，影响因素较多，因而难度较大。故基础课教学中较少采用，而广泛应用于研究工作中。

二、实验前动物的准备

一般在实验前 12 h 即停止给动物喂食，但仍需喂水。进行慢性实验，在手术前数天便应对动物进行训练，以了解该动物是否适合做此实验，并使其熟悉环境与实验者，同时应加强营养的补充。手术前一天要给动物剃毛，必要时洗澡，以便于消毒处理。动物手术后，由实验者亲自护理和喂养，以进一步熟悉动物。

三、急性动物实验的基本操作技术

1. 切口和止血　用哺乳动物进行实验时，在做皮肤切口之前，应先将预定部位及其周围的长毛剪去。然后选好确切的切口部位和范围，必要时做出标记。切口的大小，既要便于实验操作，但也不可过大。术者先用左手拇指和另外四指将预定切口上端两侧的皮肤绷紧固定，右手持手术刀，以适当的力量，一次全线切开皮肤和皮下组织，直至肌层表面。若肌纤维走行方向与切口方向一致，可剪开肌膜，用手术刀柄或手指将肌纤维钝性分离至所需长度，否则需将肌肉横行切断。切口由外向内，应外大内小，以便观察和止血。

在手术过程中必须注意及时止血。微血管渗血，用温热盐水纱布轻压即可止血。干纱布只用于吸血，不可用于揩擦组织，以防组织损伤和血凝块脱落。较大血管出血，需先用止血钳将出血点及其周围的少许部分组织一并夹住，然后用线结扎。更大血管出血，或血管虽不很大，但出血点较多且比较集中（如肌肉的横断面），最好用针线缝过局部组织，进行贯穿结扎，以免结线松脱。

开颅过程中如果颅骨出血，可用湿纱布吸去血液后，迅速用骨蜡涂抹止血。如遇硬脑膜上的血管出血，可结扎血管断头，或用烧灼器封口。如果是软脑膜出血，应该轻轻压上止血海绵。

在实验间歇期间，应将创口暂时闭合，或用温盐水纱布盖好，以防组织干燥和体内热量散失。

2. 肌肉、神经与血管的分离　分离肌肉时，应用止血钳在整块肌肉与其他组织之间顺着肌纤维方向操作，将肌肉一块块地分离。绝不能在一块肌肉的肌纤维间任意穿插。如果在肌肉纤维间操作，不仅容易损伤肌纤维而引起出血，并且也很难将肌肉分离。若必须将肌肉切断，应先用两把止血钳夹住肌肉（小块或薄片肌肉也可用两道丝线结扎），然后在两止血钳间切断肌肉。

神经和血管都是比较娇嫩的组织，因此在剥离过程中要耐心、仔细，动作轻柔。切不可用带齿的镊子进行剥离，也不可用止血钳或镊子夹持，以免其结构或机能受损。在剥离粗大的神经、血管时，应先用蚊式止血钳将神经或血管周围的结缔组织稍加分离，然后用大小适宜的止血钳将其从其周围的结缔组织中游离出来。游离端的长短视需要而定，在剥离细小的神经或血管时，要特别注意保持局部的自然解剖位置，不要把结构关系弄乱。同时需要用眼科小镊子或玻璃针轻轻地进行分离。剥离完毕后，在神经或血管的下方穿以浸透生理盐水的缚线（根据需要穿一根或两根），以备刺激时提起或结扎之用。然后盖上一块浸以生理盐水的棉絮或纱布，以防组织干燥，或在创口内滴加适量的温热（37℃左右）石蜡油，使神经浸泡其中。

3. 家兔、狗颈部手术 包括颈外静脉、颈总动脉和气管的暴露、分离和插管术。其步骤如下。

（1）剪毛：动物仰卧位固定，用粗剪刀或电推剪除去颈部的毛。

（2）局部麻醉：在颈部正中皮下注射 1% 普鲁卡因 2～3 mL。

（3）皮肤切口：术者用左手拇指和食指撑平皮肤，右手持手术刀，切开颈部正中皮肤，上起甲状软骨，下达胸骨上缘。

（4）颈部血管和气管的暴露与分离

1）颈外静脉：位于颈部皮下，胸锁乳突肌外缘，仔细分离 1.4～2 cm 长，穿两线备用。

2）气管：用血管钳分离颈部正中的肌群即看到气管，把其游离出来，在其下穿一条较粗的线备用。

3）颈总动脉：位于气管两侧，分离覆于气管上的胸骨舌骨肌和侧面斜行的胸锁乳突肌，深处可见颈动脉鞘，仔细分离鞘膜，即见搏动的颈总动脉和神经。分离出 2～3 cm 长的颈总动脉，在其下穿两根线备用。

（5）颈外静脉插管术：颈外静脉插管用于注射、取血、输液和中心静脉压的测量。导管的准备：取长短适当的塑料管或硅胶管，插入端剪成斜面，另一端插入粗细适当的钝针头，针座上连接三通活塞。用盛有稀肝素生理盐水（20 U/mL）的注射器插入三通活塞，将肝素生理盐水充满导管，关闭活塞。

插管时先用动脉夹采夹静脉近心端，待静脉充盈后再结扎远心端。用眼科剪在静脉上靠远心端结扎线处呈 45° 剪一小口（约为管径的 1/3 或 1/2），插入导管。用已穿好的线打一个结，取下动脉夹，将导管送入至所需的长度，狗、家兔一般送入 2～3 cm。测量中心静脉压时，家兔需插入 5 cm，此时导管口在上腔静脉近右心房入口处。打好第二个结，并将远心端结扎线围绕导管打结使之固定。

（6）气管插管术：详见后述。

（7）动脉插管术：作测量血压或放血时用。方法详见后述。

4. 气管插管术 先在喉头下缘沿颈前正中线做一适当长度的切口（切口长短因动物不同而异，家兔 5 cm 左右即可，狗可稍长些）。用止血钳分开颈前正中的肌肉，暴露出气管；再分离气管两侧及其与食管之间的结缔组织，使气管游离开来，并在气管下穿一较粗缚线，用手术刀或剪刀于喉头下 2～3 cm 处的两软骨环之间横向切开气管前壁（横切口不能超过气管口径的一半），再用剪刀向气管的向头端做一小的纵向切口（有时亦可不做纵向切口），使整个切口呈倒"T"形，若气管内有分泌物或血液，需用小棉球拭净。然后，一只手提起管下面的缚线，另一只手将一适当口径的"T"形气管插管，由切口朝向胸端插入气管腔内。用缚线将套管与气管扎紧，再将线绕过套管的开叉处结扎住，以防止气管套管滑出（图 3-13）。

5. 动、静脉插管法　动脉插管前应尽可能将动脉分离得长些。一般狗4～5 cm，家兔3～4 cm，豚鼠和大鼠2～3 cm。在分离出来的动脉的远心端，用丝线将动脉结扎，在动脉的近心端，用动脉夹将动脉夹住，以阻断动脉血流。于两者之间另穿一线，打一活结。在紧靠结扎处的稍下方用锐利的眼科剪在动脉上做一斜形切口（注意：不可只剪开外膜，也切勿将整个动脉剪断，切口大小约为管径的一半，斜口的前端朝向近心端），将事先充满肝素液

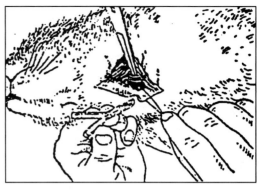

图 3-13　气管切开及气管插管术

的动脉套管（要排尽管内空气）由切口向心脏方向插入动脉管。用备用线将套管固定于动脉管内，并将余线结扎于套管的侧管上以防滑出。然后将套管放置稳妥，适当固定，以免扭转。最后打开动脉近心端上的动脉夹，动脉即与套管连通。静脉插管方法与动脉插管相似，但无须在近心端夹动脉夹。

6. 家兔、狗股部手术　股部手术是为了分离股动、静脉并进行插管，供放血、输血、输液及注射药物之用。其步骤如下：

（1）仰卧固定，在股三角区剪毛。

（2）用手触摸股动脉搏动，辨明动脉走向。在该处做局部麻醉后，沿动脉走行方向在皮肤上切3～5 cm的切口。

（3）用血管钳分离皮下组织及筋膜，即可看到股动、静脉和神经，三者的位置由外向内依次为股神经、股动脉、股静脉。股动脉位置在中间偏后，恰被股神经和股静脉所遮盖。

（4）首先用蚊式钳小心地将股神经分出，然后再分离股动脉与股静脉之间的结缔组织（注意不要损伤血管小分支），分离出股动脉段，长2～3 cm。

（5）结扎血管的远心端，并用动脉夹夹闭血管近心端。在动脉夹后穿线，以备固定插管用，用眼科剪朝心脏方向将血管剪一口（剪口尽量靠近血管远端），然后用一连有注射器的塑料插管，从剪口处沿向心方向插入血管内（注意：插入时，管尖端与血管保持平行，勿使尖端戳破血管）。插入2～3 cm后，用线结扎固定。

第九节　动物抢救

动物实验中，常发生实验者未曾预料到的、事关动物存亡、实验成败的紧急情况，如麻醉过量、出血过多、窒息等，需迅速查明原因，采取有效措施进行抢救。

一、麻醉过量

麻醉过量的主要原因：给药速度过快或剂量过大或动物机能状况较差。

麻醉过量的预防：静脉注射时速度宜慢，麻醉过程中注意观察动物的呼吸情况，发现动物呼吸过慢时，立即暂缓或暂停给药。若是追加麻醉剂，一次不宜超过总量的1/5。

麻醉过量处理：①呼吸极慢、不规则但心搏正常时，胸部按压，适当给予中枢兴奋剂

（表3-2）。②呼吸停止仍有心搏时，胸部按压，给予人工呼吸、肾上腺素及苏醒剂，必要时可使用人工呼吸机。③呼吸、心搏均停止时，胸部按压，使用人工呼吸机，给予苏醒剂，用 1 ∶ 10 000 肾上腺素心内注射。

表3-2 常用中枢兴奋剂及用法

药品种类	作用中枢部位	效果	浓度（g/L）	剂量（mL/kg）及给药途径	对抗何种麻醉剂
咖啡因	大脑	心搏加快	100	0.1 mL，静脉注射	吗啡及巴比妥类
苯丙胺	大脑	提高氧化耐受力	10	0.1～1 mL，静脉或皮下注射	吗啡及巴比妥类
印防己毒素	脑干	呼吸作用特明显对循环也有作用	10	家兔1 mL，静脉或皮下注射	巴比妥类
可拉明	整个中枢系统延脑呼吸中枢	同上作用极强	100	0.2～0.5 mL，静脉或肌内注射	吗啡及其他
山梗菜碱	延髓，特别是呼吸中枢	呼吸加强血压升高	10	家兔0.1～0.2 mL，狗0.5～1 mL，静脉或皮下注射	吗啡及其他
二氧化碳	呼吸、心血管中枢	呼吸加强血压升高	体积分数5%～7%		吗啡及其他

二、大　出　血

大出血的主要原因：操作不当引起大血管损伤、止血不彻底、动脉插管脱落或漏血，如做动物气管插管和动脉插管时，没有采用钝性剥离法，而是用剪刀剪切肌肉；颈总动脉插管时，远心端未结扎好或近心端未夹闭好；动脉插管结扎不牢而滑脱；与插管连接的三通阀未关闭等。

大出血的预防：认真按照操作步骤和要求操作，切忌急躁、粗鲁。

大出血的处理：①迅速找到出血部位，用纱布压迫出血处并吸去创面血液，然后移去纱布，看清出血部位，用止血钳夹住出血血管及周围组织。②加快输液（生理盐水）速度，增加血容量。③静脉注射 1 ∶ 10 000 肾上腺素。④注意保温，待血压恢复正常后再实验。

三、窒　息

窒息的主要原因：麻醉后气管分泌物或气管切口的出血凝块堵塞气管，气管插管扭曲。

窒息的预防：动物窒息大部分是由于呼吸道阻塞，主要表现有发绀、呼吸困难，呼吸频率减慢。实验中应注意观察，及早发现并处理。

窒息的处理：①可将一细塑料管插入气管插管内，用注射器将管内分泌物或血凝块吸出。必要时可拔出气管插管，冲洗干净后再行插管。②气管插管扭曲阻塞多由插入端的斜面贴于气管壁所致，将气管插管旋转180°即可缓解。

（刘承武　陈兆霓）

第四章　医学机能学实验研究设计的基本程序

第一节　医学机能学实验研究基本程序

生理科学是研究人体机能活动规律，即研究人体在正常、疾病及用药情况下机能活动的变化及其规律的科学。医学机能学实验是一门用实验方法观察机体功能和代谢变化，并研究这些变化的机制及其规律的科学。医学机能学是医学生必修的一门专业基础课程，必须以大量的实验为基础并接受临床的检验。

医学机能学实验的教学目的是培养学生的基本操作技能，运用基本理论、基本知识发现、分析和解决问题的能力，提高学生科学实验研究的能力，提高学生"三严"作风（严格的要求、严肃的态度、严密的方法）和探索、求实、协作的精神。

实验研究有一定的程序，其基本程序大致包括立题、实验设计、实验和观察、实验结果的处理和分析及研究结论。

一、立　　题

立题是确定所要研究的课题，是研究设计的前提，决定研究方向和内容。立题的过程是创造性的思维过程，它包括选题和建立假说。

1.选题的原则　一个好的选题应该具有目的性、创新性、科学性及可行性。

（1）目的性：选题应明确、具体地提出要解决的问题，它必须具有明确的理论或实际意义。

（2）创新性：选题应有创新性，提出新见解、新技术、新方法和新理论，或是对原有规律的规律、技术或方法的修改和完善。

（3）科学性：选题应有充分的科学依据，与已证实的科学理论和科学规律相符合。

（4）可行性：选题应切合实验者的主观和客观条件，盲目地求大、求全和求新最终只能纸上谈兵，无法实现。

因此，选题过程中要收集大量的文献资料和实验资料并进行分析研究，了解前人和别人对有关课题已做的工作、取得的结果和尚未解决的问题。只有在充分了解目前的研究进展和动向后，在进行综合分析的基础上，才能找出所要探索的研究课题的关键，进而建立假说及确定研究课题。

2.假说的建立　假说是预先假定的答案或解释，亦是实验研究的预期结果。科学的假说是关于事物现象的原因、性质或规律的推测，其建立需要运用对立统一的观点进行类比、归纳及演绎等一系列逻辑推理过程。

二、实 验 设 计

实验设计是实验研究的计划和方案的制订，必须根据研究目的，结合专业和统计学的要求，做出周密的和具体的研究内容、方法和计划，是实验过程的依据和数据处理的前提，是提高实验研究质量的保证。

实验设计的任务：有效地控制干扰因素，保证实验数据的可靠性和准确性；节省人力、物力和时间；尽量安排多因素、多剂量、多指标的实验，以提高实验效率。

三、 实 验 和 观 察

1. 实验准备和预备实验

（1）实验准备：包括实验理论和实验实施准备。前者主要包括实验的理论基础、假说的理论基础、实验方法和技术、参考文献等；后者指仪器设备、药物和试剂的准备与药物剂量的选定、实验方法与指标的建立、实验对象的准备等。

（2）预备实验：是对所选课题进行的初步实验。预备实验可为主题和实验设计提供依据，从而为正式实验提供经验，是完备实验设计和保证研究成功必不可少的重要环节。通过预备实验可熟悉实验技术，确定实验动物的种类和数量，改进实验方法和观察指标，调整处理因素的强度和确定用药剂量等。

2. 实验及其结果的观察记录

（1）按照预备实验确定的步骤进行实验。

（2）熟练掌握实验方法，用量准确，认真操作。

（3）经分析属于错误操作或不合理的结果应重做实验。

（4）仔细、耐心地观察实验过程中出现的结果：发生了什么现象、发生现象的时间和转归，发生这些现象的机制及其意义。有无出现非预期结果，在排除了错误的和不合理的结果后，应对其进行分析，是否有新的发现，是否得出新的理论。

要重视原始记录，预先拟定原始记录方式和内容。记录的方式有文字、数字、图形、照片、表格和录像等。原始记录应及时、完整、准确和整洁。严禁撕页或涂改，不能用整理后的记录代替原始记录，要保持记录的原始性和真实性。

（5）通常实验记录的项目和内容

1）实验名称、实验日期、实验者。

2）受试对象：动物种类、品系、性别、体重、健康状况、饲料及离体器官名称等。

3）实验药物或试剂：名称、来源、剂型、批号、规格、含量或浓度，给药的剂量、时间及疗程等。

4）实验仪器：主要仪器名称、生产厂家、型号、规格等。

5）实验条件：实验时的室温、饲养环境等。

6）实验方法和步骤：动物固定、麻醉、分组、手术方法、施加的刺激强度、给药方法、测定方法等。

7）实验指标：指标的单位、数值及不同时间的变化等。

8）数据处理：对实验结果进行整理和统计分析。

四、实验结果的处理和分析

首先是将原始数据或资料进行整理，计算出各组数据的均值和标准差等，并制成一定的统计表或统计图。其次，做统计学显著性检验等。

在分析和判断实验结果时，绝不能有研究者的偏见，对数据任意取舍。必须实事求是，不能强求实验结果服从自己的假说，而应该根据实验结果去修正提出的假说，使假说上升为理论。

五、研 究 结 论

科学研究经过实验设计、实验和观察、数据处理后，就可做出研究总结、得出结论及写出论文。这个结论要回答原先建立的假说是否正确，从而对所提出的问题做出解答。研究结论是从实验结果中概括或归纳出来的判断，要严谨、精练和准确。

第二节　实验设计三大要素

科研立题后，通常从题目即可反映研究内容的三大要素：处理因素、受试对象和实验效应。

电刺激	对	大鼠	体感Ⅱ区痛单位活动的影响
山梗菜碱	对	家兔	吗啡所致呼吸抑制的影响
缩宫素	对	小鼠	子宫平滑肌活动的影响
乙醇	对	家兔	血流动力学的影响
氨氯地平	对	71例高血压病人	左心室舒张功能的影响
（处理因素）		（受试对象）	（实验效应）

一、处 理 因 素

实验研究的特点之一是研究者人为设置处理因素。处理因素可以是物理因素，如电刺激、温度、外伤、手术等，可以是化学因素，如药物、毒物、缺氧等，也可以是生物因素，如细菌、真菌、病毒等。在确定处理因素时应该注意以下几点。

1.抓住实验的主要因素　实验主要因素按所提出的假设目的和可能性确定单因素或多因素。一次实验的处理因素不宜过多，否则会分组过多，受试对象增多，实验时难以控制。而处理因素过少又难以提高实验的广度、深度和效率。

2.确定因素的强度　处理因素的强度是因素的量的大小，如电刺激强度、药物剂量等。处理的强度应适当，同一因素有时可以设置几个不同的强度，如一种药设几个剂量（处理因素的水平也不要过多）。

3.处理因素的标准化　处理因素在整个实验过程中应保持不变，否则会影响实验结果的评价。例如，电刺激的强度（电压、持续时间、频率等）、药物的质量（纯度、生产厂家、批号、配制方法等）应一致。

4.重视非处理因素的控制　非处理因素（干扰因素）可能会影响实验结果，应加以控制，如离体实验时的恒温，病人的病种、病情、病程、年龄、性别等。

二、受 试 对 象

通常受试对象包括动物和人。

1. 实验动物　随着科学技术的发展，无损伤技术、遥控技术和微量技术等现代化检测技术使某些实验直接在人体上进行的可能性越来越大，但基于人道和安全等原因，往往用动物作为实验对象。

（1）在选择动物复制人类疾病模型时必须注意：

1）根据实验的要求，动物的生物学特征要接近人类而又经济易得。

2）动物的种属及其生理生化特点适合于复制稳定可靠的疾病模型，如家兔适合做发热模型，而不宜做休克模型；狗不宜做发热模型，而适合做休克模型。

3）动物的品系和等级符合研究要求，一般以用纯系动物为好。

4）动物的健康和营养状况良好。

5）动物的年龄、体重、性别等尽可能一致，以减少个体差异。

（2）动物特征：实验动物是提供研究用的、有明确生物学特征、遗传和微生物背景清楚的实验用动物。

1）微生物背景：分为 I 级动物（普通动物）、Ⅱ级动物（清洁动物）、Ⅲ级动物（无特定病原体动物，简称 SPF 动物）和Ⅳ级动物（无菌动物）。

2）遗传背景：有近交系动物（纯种动物）、突变系动物、杂交群动物和封闭群动物。

3）饲料控制：包括营养素要求、合理加工和无发霉变质等。

4）设备标准化：如饲养环境的温度、湿度、空气清洁度和噪声控制等。

（3）实验动物的选择

1）小鼠：繁殖力强，价廉，易于饲养，广泛用于需要大量动物的实验。例如，药物筛选实验、急性毒性实验；镇痛、抗感染、抗肿瘤、避孕实验；生物制品和遗传性疾病研究等。

2）大鼠：在医学研究中，用量仅次于小鼠，如心血管系统实验、关节炎实验、长期毒性实验、致畸实验；免疫学、内分泌学、神经生理学、肿瘤学研究等。

3）蛙：用于神经系统和心血管系统实验等。

4）豚鼠：用于过敏、抗感染实验等。

5）家兔：用于心脏实验、离体耳实验、发热实验、生殖生理研究等。

6）猫：用于神经系统实验、呕吐实验等。

7）猪：用于烧伤实验、肿瘤实验、心血管系统实验、泌尿系统实验等。

8）狗：用于神经系统、心血管系统、消化系统和毒性实验及实验外科等。

9）灵长类：本类动物具有许多与人类相似的生物学特征，科研中广泛应用的是猕猴属的猴，用于避孕实验、药物依赖性实验、传染病及心血管疾病研究等。

同一药物对不同动物的同一器官系统的效应可以不同，如吗啡对猴、狗、家兔的中枢神经系统产生抑制效应，而对虎、猫、小鼠的中枢神经系统则引起兴奋效应。

2. 人　包括病人和健康受试者。对于病人应诊断明确。受试人应依从性好（如能按时用药），能真实客观地反映主观感受（如治疗后症状的改变），且具备较低退出实验研究的可能性。

三、实验效应

实验效应主要为实验指标，也与实验方法有关。

1. 实验指标　又称检测指标，是指在实验中用于反映研究对象中某些可被检测仪或研究者感知的特征或现象。实验指标选择的基本条件：

（1）特异性。指标应能特异性地反映某一特定的现象而不至于与其他现象相混淆。如研究高血压病应用动脉压作指标，急性肾炎以小便和肾功能改变比用血压改变作指标要好。特异性低的指标容易造成"假阳性"。

（2）客观性。应避免受主观因素干扰造成的误差。尽可能选用具体数字或图形表示的客观指标，如心电图、脑电图、血压、心率、血液生化指标等，而用疼痛、饥饿、疲倦、全身不适、咳嗽等症状和研究者目测作指标则较差。

（3）灵敏度。灵敏度高的指标能使微小效应显示出来。灵敏度低的指标可使本应出现的变化不出现，造成"假阴性"。

（4）精确度。包括精密度和准确度。精密度指重复观察时观察值与其均值的接近程度，其差值属随机误差。准确度指观察值与其真实值的接近程度，主要受系统误差的影响。实验指标要求既精密又准确。

（5）可行性。指研究者的技术水平和实验室的设备能够完成本实验指标的测定。

（6）认可性。指现成指标必须有文献依据，自己创立的指标必须经过专门的实验鉴定，方能被认可。

2. 实验方法　按性质可将实验方法分为机能学方法、生化学方法和形态学方法等；按学科可分为机能学方法、生物化学方法、毒理学和免疫学方法等；按范围可分为整体方法（应用清醒动物、麻醉动物、病理模型动物的方法）、局部分析法；按所观察的水平可分为整体水平、器官水平、细胞水平、亚细胞水平、分子水平等；按时间可分为急性实验、慢性实验，前者又分为在体实验和离体实验。

实验资料可分为计量资料（量反应，graded response）和计数资料（质反应，all-or-none response）。有连续量变的资料为计量资料（measurement data），如血压、尿量、检验值、收缩力、身高、体重、体温等。计量实验效率较高，实验要求的例数可较少，其统计指标主要为平均数和标准差，检验方法用 t 检验或 F 检验。

只有出现与否（全或无，阳性或阴性）的资料为计数资料（enumeration data），如有效或无效、死与活等。计数资料实验效率较低，要求的例数较多，其统计描述主要为率，统计检验主要为 χ^2 检验。另有一类实验资料是等级资料，如病理改变的程度 –、+、++、+++、++++（"–"为正常，"++++"为病变最严重）；也有人把药物的疗效分为 –（无效）、+（显效）、++（近控）、+++（治愈）。等级资料一般可归入计数资料。计数资料的"数"也是一种量的表达，计数资料不意味着是定性研究的资料。

第三节 实验设计三大原则

实验设计三大原则是对照原则、随机原则、重复原则。这些原则是为了避免和减少实验误差及取得可靠的实验结论所必须和始终遵循的原则。

一、对 照 原 则

实验结果要进行比较就需要设计对照（control），以确定处理因素对实验指标的影响，实验设计中如无对照是不能说明问题的。实验分组有处理组和对照组。对照原则要求处理组和对照组除处理因素以外的其他可能影响实验的因素应力求一致。有自然痊愈倾向的疾病在研究时尤其需要有对照，心理因素影响药物疗效时也必须有对照。

对照的形式有以下几类。

1. 空白对照 空白对照不对受试对象做任何处理。严格说，这种对照组与处理组缺乏"齐同"，当处理因素是给药时，除用药外，还有给药操作如注射的差异，因此这种对照通常少用。

2. 假处理对照 经过同样的麻醉、注射，甚至进行假手术，但不用药或不进行关键的处理。假处理所用的液体在 pH、渗透压、溶媒等方面均与处理组相同，因而可比性好。在做药物实验时，常将动物做成一定的病理模型，然后才用药，不用药的作模型组，这对于评价药物的作用是必需的。

3. 安慰剂对照 安慰剂是一种在形状、颜色、气味等方面均与药物相同而不含主药的制剂。安慰剂通过心理因素对病人产生"药效"，对某些疾病如头痛、神经官能症等可产生 30% ~ 50% 的疗效。安慰剂也可产生"不良反应"，如思睡、乏力、头晕等。在新药研究中，应尽量采用双盲法：病人及医务人员均不能分辨治疗药品和对照品（安慰剂），以确定其真实疗效。安慰剂在新药临床研究双盲对照中极为重要，可用以排除假阳性疗效或假阳性不良反应。研究者应紧密观测用药组和安慰剂对照组的病人，必要时采用适当措施，以保证病人的安全。

4. 历史对照 用以往的研究结果或文献资料作为对照。在对癌症、狂犬病等难治性疾病的疗效进行研究时可采用此法。如某病以往治愈率为 0，现用新药有 2 例治愈，可认为是一种好药。但一般疾病不应使用此法，因为不同时代的医疗水平和病情等不同，干扰因素又不易控制。

5. 自身对照 对照与处理在同一受试对象中进行，如以给药前的血压值作为对照。这种对照简单易行，但它不是随机分配的，如实验前后某些因素发生改变并且会影响结果，这就难以得到正确的结论。故在实验中常仍需单独设立对照组，分别比较处理组和对照组前后效应的差异。

6. 标准对照 用现有的标准方法或用典型同类的药物作为对照，其目的是比较标准方法（或典型药物）与现用方法（或现用药物）的差异。

7. 相互对照 指各处理因素组互为对照，如用几种药物治疗某种疾病时，可分别观察几种药物的疗效，各给药组间互为对照。

以上 1 ~ 5 属于阴性对照，6 属于阳性对照。并非每项实验均需上述所有对照，而应视具体情况决定。

二、随 机 原 则

随机（randomization）是使每个实验对象在接受分组处理时均具有相等的机会，以减少误差，使各种因素对各组的影响一致（均衡性好），通过随机化可减少分组的人为误差。

通常在随机分组前对可能明显影响实验的一些因素如性别、病情等先加以控制，这就是分层随机（均衡随机）。例如，将30只动物（雌雄各半）分为3组，可先将动物分为雌15只、雄15只，再将它们各随机分为3组，这样分组比将30只动物不管性别随机分在3组要好。又如，将42例病人分为女病情轻者9例、女病情重者9例、男病情轻者12例、男病情重者12例，再将他们随机分为3组。随机实验设计的类型和方法见下节。

三、重 复 原 则

重复（replication）是指可靠的实验应能在相同条件下可重复出来（重现性好），这就要求实验要有一定的例数（重复数，表4-1）。因此，重复的含义包括重现性与重复数。

重现性可用统计学中显著性检验的值来衡量其是否满意：

$P \leqslant 0.05$：差异在统计学上有显著意义，不可重现的概率小于或等于5%，重现性好。

$P \leqslant 0.01$：差异在统计学上有非常显著的意义，不可重现的概率小于或等于1%，重现性非常好。

表 4-1 不同动物所需的实验例数

动物	计量资料	计数资料
小动物（小鼠、大鼠、蛙）	$\leqslant 10$	$\geqslant 30$
中等动物（豚鼠、家兔）	$\geqslant 6$	$\geqslant 20$
大动物（猫、猴、狗）	$\geqslant 5$	$\geqslant 10$

注：药物分为3～5个剂量组时也可少些例数。

重复数（实验例数）应适当，过少不行，过多也不必要，这不仅是浪费，而且要例数多才有显著意义的实验反而比例数少就有显著意义的实验重现性差。实验例数与许多因素有关。一般而言，以下情况例数可以较少：生物个体差异较小、处理因素强度较大、实验技术（仪器等）较先进、计量资料、组间例数相同、高效实验设计（如拉丁方设计、正交设计）、大动物。反之，则需要较多的例数。

第四节 常用的实验设计方法

实验设计方法指实验设计的随机分组法，有以下几种主要类型。

一、完全随机设计

完全随机设计（completely random design）是把实验动物完全随机地分配到各处理组及对照组中。因其仅涉及一个处理因素，又称单因素设计。实验可分为两组或两组以上；

各组例数可相等，也可不相等。本法设计和处理简单易行，但只能处理一个因素，效率较低。实施方法有抽签法（如将 30 只动物分为 3 组，可将 1 ~ 30 号签混合均匀后各取 10 枚签为 1 组）及随机数字表法。

例：将 16 只雌兔分为 2 组，2 组动物数量相同（表 4-2）。编上动物号（按体重由小到大）。从随机数字表中取第 7 行 1 ~ 16 列数字（表 4-2）。先将随机数字奇数编为 A 组，偶数编为 B 组，得 A 组 9 只，B 组 7 只。因需要将 A 组 1 只调入 B 组，所以再取以上随机数字后的一个数字（76）除以 9（即 9 只兔子有均等归入 B 组的机会）得余数 4，故将 A 组的第 4 只归入 B 组。

表 4-2　完全随机设计案例

兔号	1	2	3	4	5	6	7	8	9	10	11	12	13	14	15	16
随机数字	84	42	17	53	31	57	24	55	06	88	77	04	74	47	67	21
组别	B	B	A	A	A	A	B	A	B	B	A	B	B	A	A	A
组别调整						B										

如将动物分为 3 组，与上述过程相似，其中将随机数字被 3 除余数为 1、2、0 者分别归入 A、B、C 组。

完全随机设计的数据分析，可按单因素方法（F 检验）。如只有两组，可用成组比较 t 检验。质反应数据常用 χ^2 检验法。

二、配 对 设 计

配对设计（paired design）是先将受试对象按相似条件配对，再随机分配每对受试对象到两组中。在动物实验中常将同窝、同性别、相近体重的动物进行配对。本设计与配伍设计能提高统计效率。

例：将 12 对动物进行配对设计（表 4-3）。取第 20 行前 12 个随机数字，数字为奇数者将配对组第 1 个动物分入 A 组，偶数者分入 B 组（配对设计资料的分析用配对 t 检验）。

表 4-3　配对设计案例

动物对数	1	2	3	4	5	6	7	8	9	10	11	12
随机数字	31	16	93	32	43	50	27	89	87	19	20	15
配对组第 1 个动物组别	A	B	A	B	A	B	A	A	A	A	B	A
配对组第 2 个动物组别	B	A	B	A	B	A	B	B	B	B	A	B

三、配 伍 设 计

配伍设计（随机区组设计，randomized block design）是配对设计的扩大，每一配伍组的动物数在 3 只或 3 只以上。各配伍组的例数为组数。本设计涉及两个处理因素，又称为双因素设计。

例：将已分成 5 个组的 20 只动物随机分配到 A、B、C、D 4 个组（表 4-4）。取随机数字，每取3个数字留一个空位,第1个配伍组中3个数字依次用4、3、2除之,余数分别为1(A)、1(B,即剩下的B、C、D的第一位)、0(D,C、D的第2位)、第4个只能为C,其他配伍组类推,进而整理出各配伍组的动物编号。

表4-4　配伍设计案例

动物编号	1	2	3	4	5	6	7	8	9	10	11	12	13	14	15	16	17	18	19	20
随机数字	61	58	22	—	04	02	99	—	99	78	78	—	83	82	43	—	67	16	38	—
除数	4	3	2	—	4	3	2	—	4	3	2	—	4	3	2	—	4	3	2	—
余数	1	1	0	—	0	2	1	—	3	0	0	—	3	1	1	—	3	1	0	—
组别	A	B	D	C	D	B	A	C	C	D	B	A	C	A	B	D	C	A	D	B
配伍组		(1)				(2)				(3)				(4)				(5)		
A组		1				7				12				14				18		
B组		2				6				11				15				20		
C组		4				8				9				13				17		
D组		3				5				10				16				19		

注:配伍设计的数据可用双因素方差分析法。

四、正交设计

实验中要分析的处理因素较多时可用正交设计(orthogonal design),以提高实验效率及节省实验次数。例如,做一个4因素、各因素有3个水平的全面实验需要34～81次,但应用正交设计仅需做9次。正交设计是利用一套正交表(见有关统计学参考书),将各个处理因素与每个水平之间各组合均匀配搭,是一种高效和快速的多因素实验设计方法。正交设计一般记为$L_9(3^4)$、$L_8(2^7)$等,L表示正交表,L的右下标表示实验次数,括号内的数字表示水平数,右上角的数字表示因素数,如$L_8(2^7)$表示做8次实验,每个因素有2个水平,可以安排7个因素。正交设计特别适用于优化工艺方法、实验条件及多种药物配比等情况。如有4种药物(因素),每种药物有3个剂量(水平),可用$L_9(3^4)$,见表4-5。

表4-5　正交设计案例

| 实验次数 | 药物名称 | | | |
	A	B	C	D
1	1	1	1	1
2	1	2	2	2
3	1	3	3	3
4	2	1	2	3
5	2	2	3	1
6	2	3	1	2
7	3	1	3	2
8	3	2	1	3
9	3	3	2	1

实验号

在表 4-5 中，各药剂量以 1（低剂量）、2（中剂量）、3（高剂量）表示，第 1 次实验表示 4 种药均用低剂量混合，第 5 次实验表示 A、B 药均用中剂量，C 约用高剂量，D 药用低剂量。经各次实验后，可以呈现最好效果的药剂配比（可用某些指标或定量计分），判断该次实验的药物配比为最佳处方。

第五节　药物剂量的确定

一、按体表面积折算剂量的概念

药物剂量的确定是实验研究的主要问题。当已知某种动物的药物剂量时，可以折算为其他动物的剂量。

药物的剂量以往多用体重折算，如以 mg/kg 表示。最近的研究认为，许多药物的体内代谢与体表面积的关系比与体重的关系更为密切。如剂量用 mg/m^2 表示时，不同种类动物的剂量很接近（相当于等效剂量），即药物剂量与体表面积近似成正比。用 mg/kg 表示剂量时，不同种类动物的剂量则相差很大。

体表面积（A，单位 m^2）不易测定，可用体型指数（R）与体重（W，单位 kg）估算：

$$A = R\,W^{2/3}$$

体型指数：小鼠为 0.059，大鼠为 0.09，豚鼠为 0.099，兔为 0.093，狗为 0.104，猴为 0.111，人 0.11。人的 R 值范围为 0.1～0.11，高瘦者为 0.11，矮胖者及婴幼儿为 0.1。

二、动物间剂量折算

在许多情况下，并不需要计算体表面积。由于各动物的 R 值是固定的，如各动物假定一个"标准体重"，就容易按上式求出各动物间剂量的比例，见表 4-6（K 与 K_w 均以剂量最小者为 1.00，取 3 位有效数字）。

表 4-6　不同动物间的剂量折算

项目	小鼠	大鼠	豚鼠	家兔	猫	猴	狗
标准体重（g）	20	200	400	1500	2000	4000	12000
体重比例	1	10	20	75	100	200	600
R（体型指数）	0.059	0.09	0.099	0.093	0.082	0.111	0.104
K（剂量折算系数）	1.00	7.08	12.4	28.0	29.9	64.3	125
K_w（千克体重剂量折算系数）	8.5	6.02	5.26	3.18	2.55	2.74	1.78

1. 动物符合标准体重时剂量的折算　在动物体重符合或基本符合标准体重时，可以方便地进行动物间的剂量折算。

例 1：体重 20 g 的小鼠每只剂量为 32 mg，求 4 kg 猴的剂量。

解：因符合标准体重

猴每只剂量 =32 mg × 64.3/1.00=2057.6 mg

例2：体重为 12 kg 的狗剂量为 15 mg/kg，求 200 g 大鼠的剂量（mg/kg）。

解：大鼠剂量 =$15 \times 6.02/1.78$=50.7 mg/kg

2. 动物不符合标准体重时剂量的折算 当动物不符合标准体重时，仍需利用上述求表面积公式。

每只用量（绝对量）关系：

$$\frac{D_1}{D_2} = \frac{R_1 W_1^{2/3}}{R_2 W_2^{2/3}}$$

mg/kg 用量关系：

$$\frac{D_{w1}}{D_{w2}} = \frac{R_1 W_1^{2/3}/W_1}{R_2 W_2^{2/3}/W_2} = \frac{R_1 W_2^{1/3}}{R_2 W_1^{1/3}}$$

例1：猫 W_2=3 kg，D_2=20 mg，求豚鼠 W_2=0.3 kg 时的 D_1。

解：按上述每只用量关系的公式，得

$$D_1 = \frac{R_1 W_1^{2/3}}{R_2 W_2^{2/3}} D_2 = \frac{0.099 \times 0.3^{2/3}}{0.082 \times 0.3^{2/3}} \times 20 = 5.2 \text{ mg}$$

例2：兔 W_2=2.5 kg，D_{w2}=40 mg/kg，求人 W_1=70 kg 时的 D_{w1}。

解：用上述 mg/kg 用量关系的公式，得

$$D_{w1} = \frac{R_1 W_2^{1/3}}{R_2 W_1^{1/3}} D_{w2} = \frac{0.11 \times 2.5^{1/3}}{0.093 \times 70^{1/3}} \times 40 = 16 \text{ mg/kg}$$

当新药应用于病人时，从动物折算的人用量应减少。

3. 不同体重同种动物的剂量折算 同种动物剂量折算，因不涉及体型指数，较为简单，其绝对量直接与 $W^{2/3}$ 成正比。

例1：小鼠 W_2=20 g 时，每只剂量为 D_2=5 mg，求其 W_1=40 g 时的 D_1。

解：

$$D_1 = \frac{W_1^{2/3}}{W_2^{2/3}} D_2 = \frac{40^{2/3}}{20^{2/3}} \times 5 = 8 \text{ mg}$$

例2：狗 W_2=10 kg 时剂量为 D_{w2}=20 mg/kg，求其 W_1=25 kg 时的 D_{w1}。

解：

$$D_{w1} = \frac{W_2^{1/3}}{W_1^{1/3}} D_{w2} = \frac{10^{1/3}}{25^{1/3}} \times 20 = 14.7 \text{ mg/kg}$$

三、确定剂量的其他一些问题

（1）合理的剂量一般可以前人的经验作参照试用。若查不到待试药物的剂量而有其他种类动物的剂量时，可以做动物间的剂量换算。由于动物对药物的敏感性存在着种族差

异，按上述方法折算的剂量只是粗略的，还需通过实验进一步确定。

（2）动物剂量也可通过实验获得。一般从较小剂量开始，如前一剂量的药物效应很小时，对整体动物增加至 3 倍剂量通常不会产生过强的反应。离体器官的剂量可按 5 ～ 10 倍递增。

（3）人用的剂量首先要考虑安全，对新药的临床使用要特别慎重，不要将从动物折算过来的剂量随便用在人身上。有研究者认为上述折算法计算出的最大耐受量的 1/3 可作为较安全的试用量。试用后如未出现药效或出现不良反应，此时增加 1 倍量不会引起严重中毒，随着剂量的递增，每次增加的比例要逐步减少到 30% ～ 35%。

（4）剂量使用与受试者对药物敏感性有关。有些接受电流刺激的实验，动物或组织敏感性可逐渐下降；有些药物经反复应用后，受试者对其敏感性下降或出现耐受性。

【思考题】

（1）如何才能使所选的课题具有创新性和先进性？

（2）为什么会出现"假阳性"或"假阴性"的实验结果？如何避免？

（3）为什么要对实验数据进行统计学处理？如何处理实验数据？

（谢　露　周　静）

第五章 医学机能学常用的生物学统计方法

生物医学的检测指标在测定数据分布方面遵循一定的数学规律，我们测定获取的各个实验分组的实验数据，要经过恰当的统计学处理后，才可以较真实地反映组内或组间在数据上的差别，而且这种统计学计算出数据差异是有一定可能性的，即组内或组间数据差异的发生是有一定概率的。我们通常将其数据差异的发生概率设定为 P，并且作出以下规定：$P > 0.05$ 为差异无显著意义，$P \leqslant 0.05$ 为差异有显著意义，$P < 0.01$ 为差异有非常显著的意义。

通常我们把实验数据分为量反应资料（计量资料）与质反应资料（计数资料），以下对医学机能学实验数据常用的基本生物学统计方法作简单介绍，并附上相应的 PEMS2.0 统计学软件处理方法。

第一节 量反应资料（计量资料）的统计处理方法

一、量反应资料（计量资料）的统计描述指标

1. 均数（X，样本均数，均值） 通常为实验数据的算术平均数，为各数据的平均值，表示某一组或某一类数据的集中趋势。

2. 标准差（S，样本标准差） 表示某一组或某一类数据的离散趋势。

3. 统计学软件处理 在实验数据处理中，通常将均数与标准差两个指标相结合，对某一组或某一类数据的平均水平、集中趋势以及离散、差异程度的数学特征作精炼的描述。可以通过 PEMS2.0 统计学软件获取这两个指标：在"数据管理"的菜单中选择"建立数据文件"，在屏幕提示下输入文件名，依屏幕提示建立与保存数据库。然后在菜单中选择"计量资料"，最后按照屏幕提示操作，得到"均数"与"标准差"两个统计量。

二、用于两样本计量数据（两组数据）差异比较的常用方法

1. 配对计量资料 t 检验 用于自身对照的实验设计，对实验个体处理因素前后的实验测定数据进行比较，判断实验处理因素对实验对象的影响，也称为自身前后比较、配对比较。按统计学软件提示，获取差异的 P 值。

2. 两样本均数比较 一般用于两组数据差异（均数与标准差）的比较，在 PEMS2.0 统计学软件中建立 A 型数据库文件或屏幕输入各组的均数与标准差，然后按屏幕提示操作；计算选择差异 P 值选择"基础统计"菜单中的"两样本均数比较"并按屏幕提示操作，PEMS2.0 统计学软件统计计算提供以下结果：①两样本均数比较的 t 检验（用于小样本，数据正态分布且方差齐）；②两样本均数比较的 t' 检验（用于小样本，数据非正态分布且方差不齐）；③两样本均数比较的 u 检验（用于大样本，一般指样本含量大于 50 例）；④两方差齐性检验结果；⑤计算样本检测数据的均数与标准差。

3. 多个样本均数比较 指多个（3个或3个以上）实验组计量数据（均数与标准差）的比较分析。其方法主要有：①多个样本方差分析：其结果主要反映各组数据在总体上是否有差异，其判定 P 值的统计量是 F 值。② q 检验：对多个样本进行两两比较分析，其判定 P 值的统计量是 q 值。在 PEMS2.0 统计学软件中建立 A 型数据库文件或屏幕输入各组的均数与标准差，然后按屏幕提示操作；计算选择各组数据差异 P 值，选择"基础统计"菜单中的"多个样本均数比较"并按屏幕提示操作。其统计计算提供以下结果：多个样本比较的方差分析和各个样本之间两两比较的 q 检验，同时也提供各组数据方差齐性检验与均数、标准差的计算结果。

第二节　质反应数据资料（计数资料）统计处理方法

一、质反应数据资料（计数资料）的统计描述

1. 率（ p ） 是指整个样本在实验中发生某种反应或某事件的例数与整个样本例数的比值（常用小数表示）。例如：阳性率、阴性率、治愈率等。

2. 构成比 实际也是率的一种表示形式，主要是指在一个样本整体中不同性质的样本例数与整个样本例数的比值。例如：同一实验组中雄性动物的构成比，其与雌性动物的构成比相加则为 1.0（100%）。

二、两个样本率（构成比）和多个样本率（构成比）的比较

两个实验组率的差异比较，采用卡方检验、校正卡方检验与四格表确切概率法等方法。多个样本率（构成比）的比较：行 × 列卡方检验。

（邝晓聪）

第六章　离体组织器官实验

实验 1　坐骨神经 - 腓肠肌标本制备

【目的和原理】

蛙类的一些基本生理活动规律与温血动物相似，而其离体组织所需的存活条件比较简单，易于建立和控制。在实验中常用蟾蜍或蛙的腓肠肌标本来观察组织的兴奋性、兴奋过程及骨骼肌收缩特点等。因此制备坐骨神经 - 腓肠肌标本是机能学实验必须掌握的一项基本技能。

【实验对象】

蟾蜍或蛙。

【实验器材和药品】

蛙板、玻璃板、大剪刀、小剪刀、有齿镊、小弯镊、探针、玻璃分针、图钉、瓷碗、滴管、培养皿、任氏液等。

【实验步骤】

1. 破坏脑和脊髓　左手握住蟾蜍，用食指按压其头部前端，使头前俯。右手持探针由两眼后的鼓膜后缘连线和正中线交界的枕骨大孔处垂直刺入，继而向前刺入颅腔，毁坏脑组织。然后将探针抽回至进针处，转向后方刺入脊管，破坏脊髓。此时若蟾蜍四肢松软，表明脑和脊髓已被完全破坏（图 6-1）。

2. 剪除躯干上部及内脏　握住蟾蜍后肢，使蟾蜍头与内脏自然下垂，在骶髂关节水平以上 1 cm 处剪断脊柱，沿脊柱两侧剪除一切内脏及头胸部，留下后肢、骶骨、脊柱，以及紧贴于脊柱两侧的坐骨神经。剪除过程中注意勿损伤坐骨神经。

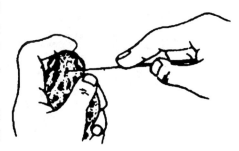

图 6-1　蛙类捉拿和捣毁脑、脊髓的方法

3. 剥皮　一只手握紧脊柱断端（注意不要握住或压迫神经），另一只手捏住其上的皮肤边缘，用力向下剥掉全部后肢的皮肤（图 6-2）。把标本放在盛有任氏液的培养皿中。将手及用过的剪刀、镊子等全部手术器械洗净，再继续下面的步骤。

4. 分离两腿　标本背面朝上，剪去向上突起的尾骨（注意勿损伤坐骨神经）。然后沿正中线用剪刀沿脊柱和耻骨联合中央劈开两侧大腿，并完全分离，将标本浸入盛有任氏液的培养皿中。

5. 分离坐骨神经　取一条腿放置在蛙板上的玻璃板上，将标本的脊柱固定在蛙板上（腹面朝上），将后肢拉直并向外旋转使趾蹼朝上，固定在蛙板上，用玻璃分针沿脊柱旁游离坐骨神经至尾骨处，在坐骨神经近脊柱端结扎并于结扎点之上（中枢端）剪断神经。循坐骨神经沟（股二头肌和半膜肌之间的裂缝处）剪去肌膜，找出坐骨神经的大腿段，用玻璃分针仔细剥离，剪断坐骨神经的所有分支，并将神经分离直至膝关节处。

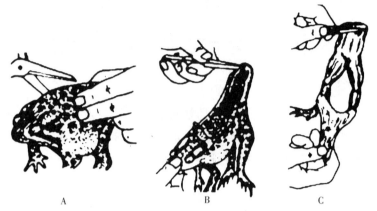

图 6-2　蛙类坐骨神经 - 腓肠肌标本的初步制作过程

A，B. 剪除躯干上部和内脏；C. 剥掉后背及下肢皮肤

6. 分离腓肠肌　用玻璃分针分离腓肠肌跟腱，并穿线结扎。在结扎远端用大剪刀剪断跟腱，左手执线提起腓肠肌，以剪刀剪去其周围联系的组织，但保留腓肠肌起始点与骨的联系。

7. 游离坐骨神经 - 腓肠肌标本　将后肢股部所有肌肉从膝关节起沿股骨剥离并剪去，以大剪刀在股骨上中 1/3 处剪断股骨，在膝关节下将小腿剪掉，留下的即为坐骨神经 - 腓肠肌标本（图 6-3）。

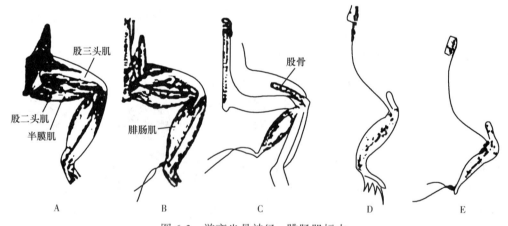

图 6-3　游离坐骨神经 - 腓肠肌标本

附：制作腓肠肌标本

　　破坏脑和脊髓后，在大腿根部环剪皮肤并向下剥皮，并在大腿根部剪断股骨。将膝关节以上大腿肌肉去掉，游离腓肠肌并在跟腱处穿线结扎，在结扎点下端剪断跟腱，提起扎线，剪去小腿腓骨，即成腓肠肌标本，置于盛有任氏液的培养皿中待用。

【注意事项】

（1）操作过程中，勿污染、损伤、过度牵拉坐骨神经和腓肠肌。

（2）经常给坐骨神经和腓肠肌滴加任氏液，防止表面干燥，以保持其正常兴奋性。

【思考题】

坐骨神经 - 腓肠肌标本可用于开展什么实验？

（韦红巧）

实验 2　刺激强度对骨骼肌收缩的影响

【目的和原理】

活的神经肌肉组织具有兴奋性，能接受有效刺激发生兴奋反应。要引起组织发生反应，必须有足够的刺激强度和时间，当刺激时间固定不变时，引起反应所需要的最小刺激强度称阈强度（或阈值）。兴奋性高的组织阈值低，而兴奋性低的组织阈值高。因此，阈值常作为衡量组织兴奋性高低的客观指标。

不同种类的组织兴奋性高低不同，同一种组织的不同单位兴奋性高低也不同。例如，腓肠肌由许多肌纤维组成，若保持足够的刺激时间不变，刚能引起兴奋性较高的肌纤维发生反应时，表现为这些肌纤维发生收缩，此时的刺激强度为这些肌纤维的阈强度，刚达到阈强度时的刺激称阈刺激。随着刺激强度不断增加，有较多的肌纤维收缩，肌肉的收缩反应也相应增大，刺激强度高于阈值的刺激称阈上刺激。而当阈上刺激的强度增大到某一数值时，肌肉中的所有纤维均兴奋，此时的肌肉收缩为最大收缩。若再继续增加刺激强度，肌肉收缩反应也不能再增大。这种能使肌肉发生最大收缩反应的最小刺激强度称最适强度，具有这种强度的刺激称最大刺激。由此可见，在一定范围内，肌肉收缩大小取决于刺激强度的大小，这是刺激与组织反应之间的一个普遍规律。

本实验旨在保持足够刺激时间不变的条件下，观察逐步增加刺激强度时肌肉收缩的不同表现（不同刺激强度对肌肉收缩反应的影响）。

【实验对象】

蟾蜍或蛙。

【实验器材和药品】

蛙类手术器械、生物信号采集处理系统、张力换能器、神经屏蔽盒、铁支架、双凹夹、培养皿、滴管、任氏液等。

【实验步骤及观察项目】

1.制备腓肠肌标本　详见实验1，将制备好的标本置于任氏液中浸泡 10 min 左右，使其兴奋性较稳定。

2.连接仪器及固定标本　将标本的股骨固定于神经标本屏蔽盒（图6-4），将肌肉置于二根电极（电极 6、7，接刺

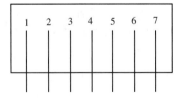

图 6-4　神经标本屏蔽盒电极示意图

激器输出）上，将标本跟腱的连线经滑轮挂于张力换能器（标签面朝上）的受力片钩上，调节换能器至连线梢绷紧以给标本一定量的前负荷（操作应极为柔和）。将张力换能器连接到生物信号采集处理系统的 1 通道（CH1）。

3. 软件操作及观察项目 开机并启动生物信号采集处理系统。

（1）在菜单"实验模块（或实验项目）"中选择"神经肌肉系统"的"刺激强度与反应的关系"，开始实验。或在开始菜单下"信号选择"中选择"输入信号"，子菜单中选择"张力"信号。（旧的生物信号分析处理系统则在任务栏菜单选择"输入信号"，从"1通道"子菜单中选择"张力"信号。）

（2）刺激参数设置：选择连续单刺激，刺激频率 1 Hz，起始刺激 0.1 V（可调），刺激强度增量 0.05 V（可调），扫描速度以结果为依据进行调整，刺激次数 50 以上。

（3）实验方式：选择程控，按"确定"后，系统将以固定的增幅对标本给予刺激，观察收缩曲线的变化，并确认阈刺激和最大刺激。可依据曲线幅度调整增益（G）。

（4）结束实验并输入文件名，选择"保存"。

【注意事项】

（1）经常用任氏液湿润标本，以保持其兴奋性良好。

（2）若最大刺激引起波形消顶时，可降低增益选择重做。

【思考题】

（1）何谓阈强度及最适强度？

（2）为什么本实验在阈强度及最适强度之间，肌肉收缩幅度随刺激强度的增加而增加？

（3）为什么用大于最适强度的刺激有时会观察到肌肉收缩幅度反而下降？

（4）本实验方法在未来工作中有哪些应用？

（韦红巧）

实验 3　刺激频率对骨骼肌收缩的影响

【目的和原理】

当给肌肉一个阈刺激或阈上刺激时，肌肉即发生一次收缩反应，称为单收缩。单收缩的全过程可分为潜伏期、收缩期和舒张期。蟾蜍腓肠肌的单收缩时程约为 120 ms，其中潜伏期约为 10 ms，收缩期约为 50 ms 和舒张期约为 60 ms。

若给间隔时间小于该肌肉单收缩时程的连续有效刺激，则可引起肌肉收缩总和，称为复合收缩（或强直收缩）。包括：①当刺激频率增加（刺激间隔减小）时，若肌肉的后一次收缩叠加在前一次收缩的舒张期内，出现持续的锯齿状收缩曲线，称为不完全强直收缩；②继续增加刺激频率，若肌肉的后一次收缩叠加在前一次收缩的收缩期内，并呈现持续的平滑收缩曲线，完全看不到舒张期，称为完全强直收缩。在等长收缩条件下，完全强直收缩所产生的肌张力可达单收缩的 3～4 倍。

观察不同刺激频率对骨骼肌收缩形式的影响，从而了解强直收缩的形成原因。

【实验对象】

蛙或蟾蜍。

【实验器材和药品】

蛙类手术器械、生物信号采集处理系统、张力换能器、铁支架、双凹夹、培养皿、滴管、任氏液等。

【实验步骤及观察项目】

1. 制备腓肠肌标本 详见实验 1，将制备好的标本置于任氏液中浸泡 10 min 左右，使其兴奋性较稳定。

2. 连接仪器及固定标本 同实验 2。

3. 软件操作及观察项目 开机并启动生物信号采集处理系统。

（1）在菜单"实验模块（或实验项目）"中选择"神经肌肉系统"的"刺激频率与反应的关系"，开始实验。或在开始菜单下"信号选择"选择"输入信号"，子菜单中选择"张力"信号。（旧的生物信号采集处理系统则在任务栏菜单选择"输入信号"，从"1通道"子菜单中选择"张力"信号。）

（2）刺激参数设置（表 6-1）。

表 6-1 刺激参数

肌肉收缩形式	刺激频率（Hz）	个数	延时（s）
单收缩	1	3	1
不完全强直收缩	6	12	1
完全强直收缩	20	40	1

注：刺激强度选 1 V（依据收缩曲线的高度调整）。

（3）设定刺激参数后按"刺激"按钮，系统将自动开始实验。记录实验中观察到的曲线。

（4）结束实验并输入文件名，选择"保存"。

【结果处理】

（1）描绘肌肉的单收缩曲线，测量并标注其潜伏期、收缩期和舒张期的时间，以及收缩波峰点的值。

（2）描绘肌肉的单收缩、不完全强直收缩和完全强直收缩的曲线，并标注刺激频率。

【注意事项】

（1）经常用任氏液湿润标本，以保持其兴奋性良好。

（2）若最大刺激引起波形消顶时，可降低增益选择重做。

【思考题】

（1）不完全强直收缩和完全强直收缩分别是怎样形成的？

（2）不完全强直收缩和完全强直收缩有哪些不同？

（3）本实验方法在未来工作中的应用前景如何？

（韦红巧）

实验 4　神经干动作电位引导及传导速度测定

【目的和原理】

可兴奋组织兴奋时，细胞膜电位由极化状态变为去极化状态，这种短暂的膜电位变化称为动作电位，是组织细胞兴奋的标志。

动作电位具有可传导性。以细胞膜内为例，细胞膜内产生兴奋的部位，其电位较相邻未兴奋的部位高，这种电位差将导致两个部位之间产生局部电流，最终引起相邻的未兴奋部位发生去极化。同理，兴奋沿细胞膜传遍整个细胞。

蛙类的坐骨神经干是混合性神经。刺激时记录到的动作电位是复合动作电位，是由许多不同阈值、不同传导速度和幅值的动作电位叠加而成的。

根据两根引导电极的距离和记录到的两个动作电位的时间差，可算出动作电位在神经纤维上的传导速度。

本实验的目的是学习用电生理学方法，引导、记录蛙类坐骨神经的复合动作电位；了解其复合动作电位的基本波形、潜伏期、幅值及时程；观察不同刺激强度对神经干动作电位的影响。学习神经干动作电位传导速度测定的基本原理和方法。

【实验对象】

蛙类。

【实验器材和药品】

蛙类手术器械、生物信号采集处理系统、神经标本屏蔽盒、任氏液等。

【实验步骤】

1. 蟾蜍坐骨神经腓神经标本的制备　按实验 1 将坐骨神经分离至腘窝，再沿其外侧向下分离腓神经至踝关节处，尽量在腓神经的远端剪断腓神经。在腘窝处剪断胫神经。如分离腓神经失败，可分离胫神经至踝关节处替代。标本分离出来后，放入盛有任氏液的培养皿中 10 min 再取出进行实验。

2. 实验装置的连接　按图 6-5 连接实验仪器，开机并启动生物信号采集处理系统。

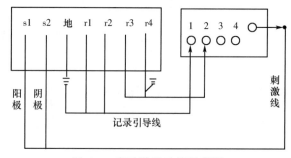

图 6-5　实验装置连接示意图

s1、s2 是刺激电极。r1、r2 是用于记录神经干动作电位的引导电极，连接至 1 通道；r3、r4 是用于记录腓肠肌动作电位的引导电极，连接至 2 通道输入口。注意使刺激电极 s2 与引导电极 r1 之间的距离尽可能大。

3. 将神经干标本置入屏蔽盒　将神经干平直地放置于神经标本屏蔽盒内的电极上，并充分利用其全长。神经干的粗端靠近刺激电极一侧。神经标本屏蔽盒的地线要良好接地。

【观察项目】

开机并启动生物信号采集处理系统。

1. 记录双相动作电位

软件操作："实验模块（或实验项目）"中选择"神经肌肉系统"的"神经干动作电位引导"，开始实验。或在开始菜单下"信号选择"选择"输入信号"，子菜单中选择"动作电位"信号。（旧的生物信号采集处理系统则在任务栏菜单选择"输入信号"，从"1通道"子菜单中选择"动作电位"信号。）

选择适当的刺激参数（模式：粗电压；方式：单刺激或连续单刺激；延时：5 ms；波宽：0.05 ms；强度：中等阈上刺激，0.3～2 V）。

启动刺激即可记录出双相动作电位（图 6-6），可依据动作电位幅度的大小适当调整"刺激强度1""增益选择"。

注意观察记录出的最大双相动作电位的波形、潜伏期、总时程、第一相波形及第二相波形的幅值和时程。

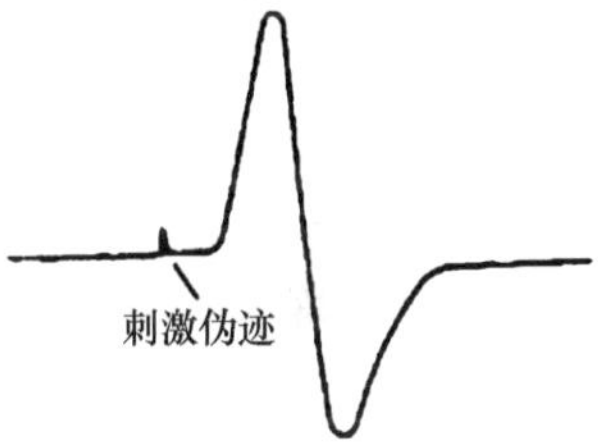

图 6-6　神经干双相动作电位

2. 记录双相动作电位并测定其传导速度

软件操作：神经干兴奋传导速度测定→引导电极距离，输入 r1 与 r3 引导电极之间的实际距离（mm），选择适当的刺激参数（同上）。可在 1 通道和通道 2 分别记录出两个双相的动作电位。注意：两通道扫描速度必须相同。

按鼠标右键弹出菜单，选择"比较显示"，使两通道上记录的动作电位重叠。然后鼠标点击区间测量，移至第一个动作电位的波峰处再点击一下，移到第二个动作电位的波峰处点击，电脑屏幕即显示两个动作电位峰之间的时间差，即动作电位从引导电极 r1 传导到引导电极 r3 之间所需的时间。测量引导电极 r1 至 r3 之间的距离（mm），即为引导电极 r1 与 r3 之间神经干的长度（mm）。根据以下公式计算动作电位的传导速度（计算结果可直接用 m/s 的单位）：

$$V = r1 至 r3 之间的距离 (mm)/ 两动作电位峰之间的时间差 (ms)$$

3. 观察单相动作电位　以上观察的都是双相动作电位。如在引导电极 r1、r2 或 r3、r4 之间用小镊子夹伤神经干，动作电位的第二相消失，可记录到单相动作电位。注意观察单相动作电位的波形、潜伏期、时程、幅值。

4. 观察刺激强度与动作电位幅值之间的关系，测定阈值和最大刺激强度　将刺激强度从零伏开始逐渐增大，直至在显示器上刚好可以见到一超出零线水平的电位变化，记下此时的刺激强度（此刺激强度即为阈强度）。然后再逐渐增加刺激强度，观察动作电位的幅值是否随着刺激强度的增大而增大。待动作电位的幅值不再随着刺激强度的增大而增大时，此时的刺激强度即为最大刺激强度。

实验完毕，退出实验。

【结果处理】

（1）记录标本的阈值和最大刺激强度。

（2）计算标本的传导速度。

（3）描绘双相动作电位图形。测量其潜伏期、总时程、第一相及第二相的幅值和时程。

【注意事项】

（1）操作过程中，勿过度牵拉、损伤神经干。

（2）为保持其正常兴奋性，需经常滴加任氏液，防止神经标本干燥。每隔 10 min 将神经干提出浸于任氏液，以保持标本的兴奋性良好。

（3）神经干标本不可打折，并需与每个电极密切接触。

【思考题】

（1）分析双相动作电位和单相动作电位引导的原理。

（2）神经干双相动作电位的第一相与第二相的幅度和时程一样吗？为什么？

（3）为什么单一神经纤维的动作电位是"全或无"的，而神经干动作电位幅度随刺激强度的变化而变化？

（4）在未来工作中本实验方法可能有哪些应用？

（梁桂宁）

实验 5 神经肌肉接头兴奋传递过程的观察

【目的和原理】

本实验的目的是学习蟾蜍或蛙的坐骨神经 - 腓肠肌标本的制备。通过观察刺激引起坐骨神经干动作电位、腓肠肌肌膜动作电位和肌肉收缩的图形及它们出现的前后时间，掌握神经肌肉接头（neuromuscular junction）兴奋传递的过程。

骨骼肌是随意肌，每次收缩都由支配它的运动神经系统所控制，其过程为运动神经系统下行冲动到达支配肌肉的运动神经纤维，神经纤维上的动作电位传导至神经肌肉接头处，通过神经肌肉接头传递到骨骼肌，再通过兴奋收缩耦联传到肌肉深部，引起受支配的肌肉收缩。本实验制备出坐骨神经 - 腓肠肌标本，用中等强度的电刺激（阈上刺激）刺激标本上的坐骨神经干，使其兴奋产生动作电位，动作电位沿着神经干传导至神经末梢，通过神经肌肉接头将兴奋传递到腓肠肌，引起腓肠肌肌膜产生动作电位，然后肌膜上的动作电位再通过兴奋收缩耦联引起肌肉收缩。同步记录神经干的动作电位、腓肠肌肌膜动作电位和肌肉收缩张力的图形，并通过观察它们出现的先后次序，分析它们之间的相互关系，了解神经肌肉接头的兴奋传递过程和兴奋收缩耦联的过程，锻炼实验者的综合分析能力。

【实验对象】

蛙类。

【实验器材和药品】

蛙类手术器材一套（蛙板、探针、大剪刀、小剪刀、眼科剪、有齿镊、小弯镊、玻璃分针、小烧杯、培养皿、滴管、瓷碗、细线），铁支架，生物信号采集处理系统，张力换能器，神经标本屏蔽盒等。任氏液。

【实验步骤】

1. 制备蟾蜍或蛙的坐骨神经 - 腓肠肌标本 见实验 1。

2. 标本安装连线与生物信号采集处理系统操作

（1）标本安装与连线：将坐骨神经 - 腓肠肌标本置于神经标本屏蔽盒内，固定股骨；将肌肉置于第 6、7 电极上，此对电极连接 2 通道引导肌电；将神经干置于第 1、2、3、4、5 电极上，第 1、2 电极连接系统的刺激输出，第 3 电极连接地线，第 4、5 电极连接 1 通道引导神经干动作电位；张力换能器连接 3 通道记录肌张力。将标本连线经滑轮挂于张力换能器（标签面朝上）的受力片钩上，调节换能器至连线稍绷紧，以给标本一定量的前负荷（操作应极为柔和）。其连接见图 6-7。

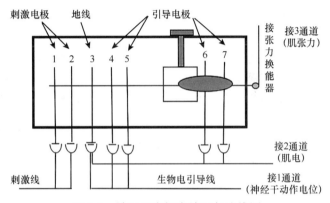

图 6-7 神经肌肉标本放置与连线图

（2）生物信号采集处理系统信号输入设置：电脑开机并启动生物信号采集处理系统，BL-420N 型生物信号采集处理系统在开始菜单下"信号选择"中"1 通道"选择"动作电位"（神经冲动），"通道 2"选择"肌电"，"通道 3"选择"肌张力"。（BL-420F 型生物信号采集处理系统则在任务栏菜单下选择"输入信号"，"1 通道"选择"动作电位"，"通道 2"选择"肌电"，"通道 3"选择"肌张力"。）

（3）刺激参数设置：点击启动键或刺激触发选项，然后调节刺激参数设置为细电压，单次刺激；延时 10 ms；波宽 0.05 ms；强度（阈上刺激）1 ～ 3 V。

（4）其他参数设置：3 个通道的扫描速度相同，建议设置 2.5 ～ 5 ms/div，其他参数如放大倍数、时间常数、滤波等视情况调整，建议参照表 6-2、表 6-3 进行参数设置。

表 6-2 神经肌肉实验参数设置表（BL-420N）

通道	信号	量程	采样率	时间常数	低通滤波	50 Hz 陷波	扫描速度
1	动作电位	20 mV	20 k	100 ms	500 Hz	关	0.02 s
2	肌电	2 mV	20 k	100 ms	100 kHz	关	0.02 s
3	张力	100 g	100 Hz	DC	10 Hz	关	0.02 s

表 6-3　神经肌肉实验参数设置表（BL-420F）

通道	信号	增益（G）	时间常数（T）	滤波（T）	扫描速度（T）
1	动作电位	20 mV	0.01 s	10 kHz	2.5 ms/div
2	肌电	10 mV	0.01 s	1 kHz	2.5 ms/div
3	张力	10 mV	DC	20 Hz	2.5 ms/div

【观察项目】

1. 观察神经干动作电位、肌膜动作电位和肌肉收缩的图形　启动刺激，观察神经干动作电位、腓肠肌肌电及肌肉收缩的正常曲线，并通过图形扩展分析动作电位的图形和肌肉收缩的图形。

2. 观察神经干动作电位、肌膜动作电位和肌肉收缩之间的相互关系　启动刺激，观察神经干动作电位、肌膜动作电位和肌肉收缩出现的前后次序，分析它们之间的相互关系。通过按鼠标右键弹出菜单，选择"比较显示"，使几个通道记录的信号重叠，然后鼠标点击"区间测量"，在动作电位开始处点一下，移动至肌电起始处点一下，测量动作电位从神经传导到肌肉的时间，同理测量从肌膜动作电位产生到肌肉产生收缩所需要的时间。

3. 观察刺激强度与反应的关系　改变刺激强度，观察刺激强度与反应（神经干 AP、肌电及肌肉收缩）的关系及神经干 - 肌肉的兴奋阈值及最大刺激值。

4. 神经干 - 肌肉动作电位传导的中断　在电极 5 下方用小镊子夹伤神经干，再启动刺激，观察各指标有何变化。

【注意事项】

（1）在实验过程中注意保护标本的兴奋性，避免金属器具，如剪刀、镊子伤及神经及肌肉导致兴奋性丧失。在操作过程中经常用任氏液湿润标本，以防止标本干燥而失去兴奋性。

（2）据不同情况可适当调节参数设置，并选择合适接地点，以使基线平滑，反应波形明显。

（3）观察三个通道的对应关系时，应选择适宜速度（扩展）而使图像较清晰。

【思考题】

（1）动作电位是怎样形成的?

（2）试述神经肌肉接头的兴奋传递过程，在实验过程中的神经干动作电位、肌肉动作电位、肌肉收缩的时间对应关系如何?

（庞　辉　吕　莉）

实验 6　影响离体心脏活动的因素

【目的和原理】

心脏的正常节律性活动必须在适宜的理化环境里才能维持，一旦适宜的理化环境被干扰或破坏，心脏活动就会受到影响。心脏受自主性神经的双重支配，交感神经兴奋时，其节后纤维末梢释放去甲肾上腺素，作用于心脏 β_1 受体使心肌收缩力加强，传导增快，心率加快；而迷走神经兴奋时，其末梢释放乙酰胆碱，作用于心脏 M 受体使心肌收缩力减弱，心率减慢。蟾蜍心脏离体后，用理化性质近似于血浆的任氏液灌流，在一定时间内，可保持节律性的收缩和舒张。改变任氏液的组成成分，心脏搏动的频率和幅度会随之发生改变。

本实验的目的在于学习离体蛙心灌流方法，了解离体器官的研究方法；观察 K^+、Na^+、Ca^{2+} 等离子、肾上腺素、乙酰胆碱、酸碱度诸因素对心脏活动的影响，理解心脏正常活动需要适当的理化环境。同时观察强心苷类药物对离体蛙心的作用。强心苷可增加心肌细胞内 Ca^{2+} 浓度，使心肌收缩力增强，对衰竭的心脏尤为显著。实验中可用无钙溶液灌注心脏，制作成心功能不全的病理模型，然后检测强心甙的正性肌力作用。

【实验对象】

蟾蜍或青蛙。

【实验器材和药品】

生物信号采集处理系统、张力换能器、蛙类手术器械、蛙心夹、杠杆、蛙心插管、试管夹、线、双凹夹、铁支架、滴管、任氏液、无钙任氏液、0.65% NaCl 溶液、2% $CaCl_2$ 溶液、1% KCl 溶液、3% 乳酸溶液、2.5% $NaHCO_3$ 溶液、1：10 000 肾上腺素溶液、0.1% 普萘洛尔溶液、1：100 000 乙酰胆碱溶液、0.1% 阿托品溶液、毒毛旋花子苷 K。

【实验步骤】

1. 离体心脏制备

（1）取一只蟾蜍或青蛙，破坏脑和脊髓，暴露心脏。

（2）用小镊子夹起心包膜，沿心轴剪开心包膜，仔细辨认心房、心室、动脉圆锥、主动脉、静脉窦、前后腔静脉等。

（3）在右主动脉下穿一根线并结扎，在结扎线远端剪断右主动脉。在左主动脉下穿两根线，用一根线结扎左主动脉远心端，另一根线置于主动脉下备用。提起左主动脉远端结扎线，用眼科小剪刀在左主动脉靠近动脉圆锥处剪一小斜口，将盛有少量任氏液的蛙心插管由此口插入主动脉，插至动脉圆锥时略向后退，在心室收缩时，向心室后壁方向下插，经主动脉瓣插入心室腔内（不可插入过深，以免心室壁堵住插管下口）。插管若成功进入心室，管内液面会随着心室搏动而上下移动。用左主动脉近心端的备用线结扎插管，并将结扎线固定于插管侧面的小突起上（图 6-8）。于结扎线远端剪断左主动脉。

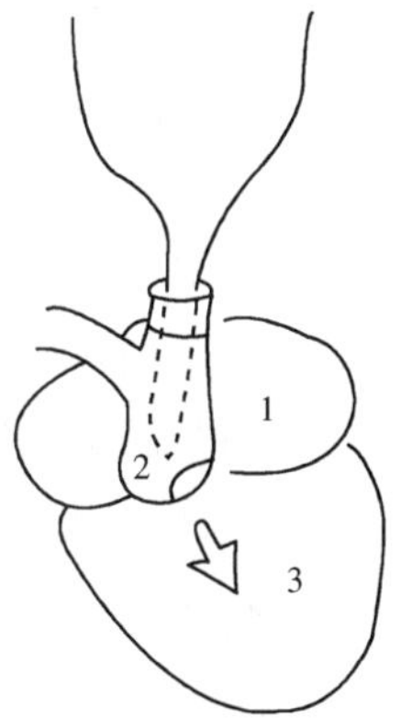

（4）轻轻提起插管及心脏，用线环绕心脏下相连的全部组织并于尽可能低（保留静脉窦）的位置结扎，以阻断左右肺前后腔静脉等。在结扎处下方剪断相连组织而将心脏离体。用滴管吸净插管内血液，加入新鲜任氏液，反复数次，直至液体完全澄清。保持灌流液面高度恒定（1～2 cm），即可进行实验。

（5）用试管夹将蛙心插管固定于铁支架上，将连于蛙心夹的线经滑轮转挂于张力换能器，适当调整前负荷即可记录。

2. 仪器线路连接 将张力换能器插头连接至生物信号采

图 6-8　离体蛙心插管示意图

1. 心房；2. 动脉圆锥；3. 心室

集处理系统第 1 通道。

3. 软件操作　开机并启动生物信号采集处理系统。

（1）在菜单"实验模块（或实验项目）"中选择"循环系统"的"蛙心灌流"，开始实验。或在开始菜单下"信号选择"选择"输入信号"，子菜单中选择"张力"信号。（BL-420F 型生物信号采集处理系统则在任务栏菜单选择"输入信号"，从"1 通道"子菜单中选择"张力"信号。）

（2）G、T、F 可用默认值（10，DC，20 Hz），必要时可调节量程或 G 的放大倍数。

（3）扫描速度可根据波型进行调节。

【观察项目】

（1）描记正常心搏曲线（曲线疏密表示心搏频率；曲线幅度表示心脏收缩力的强弱；曲线的规律性表示心搏的节律性）。

（2）吸出插管内全部灌流液，换入等量的 0.65% NaCl 溶液，观察心搏曲线。当效应明显时应及时吸出灌流液，并用新鲜任氏液反复换洗，直至恢复适宜的心搏曲线为止。调节最后一次液面高度同前（1～2 cm）。

（3）滴入 2% $CaCl_2$ 溶液 1～2 滴，观察及换液方法同上。

（4）滴入 1% KCl 溶液 1～2 滴，观察及换液方法同上。

（5）滴入 3% 乳酸溶液 1～2 滴，效应出现后立即滴入 2.5% $NaHCO_3$ 溶液数滴，效应明显时及时吸出灌流液，换液方法同上。

（6）滴入 1：10 000 肾上腺素溶液 1～2 滴，观察及换液方法同上。

（7）滴入 0.1% 普萘洛尔溶液 1～2 滴，效应出现后立即滴入 1：10 000 肾上腺素溶液 1～2 滴，观察结果并与上一结果比较，然后用任氏液换洗，方法同上。

（8）滴入 1：100 000 乙酰胆碱溶液 1 滴，效应明显时应立即吸出灌流液，并用新鲜任氏液换洗，方法同上。

（9）滴入 0.1% 阿托品溶液 1 滴，效应出现后立即滴入 1：100 000 乙酰胆碱溶液 1 滴，观察结果并与上一结果比较，然后用任氏液换洗，方法同上。

（10）吸出插管内全部灌流液，换入等量低钙任氏液。当心脏收缩明显减弱时，滴入毒毛旋花子苷 K 2～3 滴。

【注意事项】

（1）换洗时可暂停记录，且最后一次加液的液面应保持同一高度。

（2）滴入试剂时，先加 1～2 滴，观察效应。如作用不明显可再补加。

（3）每项实验均应有前后对照。

（4）每次加药时，生物信号采集处理系统应作标记。

（5）随时滴加任氏液于心脏表面，使之保持湿润。

（6）吸任氏液的吸管和吸蛙心插管内液的吸管要分开，以免影响实验结果。

【思考题】

（1）哪些因素可影响心脏的正常活动？

（2）本实验方法在未来工作中可能有哪些应用？

（连　芳）

实验 7 前后负荷对心输出量的影响

【目的和原理】

搏出量指一侧心室一次收缩射出的血量。心输出量指一侧心室每分钟射出的血量，等于搏出量乘以心率。心室的前负荷指心室舒张末期的压力。心室的后负荷指大动脉血压。心室的前后负荷可通过影响搏出量来影响心输出量的大小。

本实验的目的是利用在体蛙心灌流，观察心室前后负荷对心输出量的影响。

【实验对象】

蛙类。

【实验器材和药品】

蛙类手术器械、蛙心插管、弯管、任氏液、尺子（20 cm）、输液瓶、铁支架、双凹夹、输液管、烧杯、夹子、10 mL 注射器、线等。

【实验步骤】

捣毁蛙的脑和脊髓，仰卧固定于蛙板上，打开胸腔，剪开心包膜，暴露心脏。分离左、右主动脉。分别于左、右主动脉下穿 1 根线备用。将心脏翻向头部，暴露静脉窦及下腔静脉（通常可以看到 2 ～ 3 根分支），将 2 根线穿过下腔静脉下方，其中 1 根线再穿过主动脉下方。小心提起心脏，结扎除主动脉和下腔静脉以外的所有与心脏相连的血管。

静脉插管：用镊子提起下腔静脉，用小剪刀在静脉上做一切口，将预先充满任氏液的插管（另一端与输液瓶相连）插入并结扎固定，冲洗心脏数次（边冲边插）。

动脉插管：将心脏复位，结扎右主动脉。提起左主动脉，做一斜行切口，将充满任氏液的插管（另一端接弯管）朝心脏方向插入并结扎固定。

【观察项目】

1. 前负荷对心输出量的影响 固定后负荷：调整弯管的最高处并固定位置（如比心脏高 5 cm）。调低输液瓶，让瓶内液面高度与心脏同一水平记为零点。用烧杯收集从弯管流出的液体 1 min，测量心输出量（用注射器抽取测量）。若心输出量较小，也可先收集数分钟的流出液体，后再换算成心输出量。提高输液瓶高度，使瓶内液面分别比零点高 2.5 cm、5.0 cm、7.5 cm、10 cm，收集并测量心输出量。

2. 后负荷对心输出量的影响 固定前负荷：调节储液瓶高度，使瓶内液面比零点高 5.0 cm。调低弯管的最高处与心脏同一水平（后负荷为零），收集并测量心输出量；调高弯管的最高处，分别使其比心脏高 2.5 cm、5.0 cm、7.5 cm、10 cm，收集并测量心输出量。

【结果处理】

将实验结果填入以下表格中（表 6-4，表 6-5）。

表 6-4 前负荷对心输出量的影响（后负荷 5 cmH$_2$O）

前负荷（cmH$_2$O）	0	2.5	5.0	7.5	10
心输出量（mL）					

表 6-5　后负荷对心输出量的影响（前负荷 5 cmH$_2$O）

后负荷（cmH$_2$O）	0	2.5	5.0	7.5	10
心输出量（mL）					

【注意事项】

（1）手术要细致，避免损伤静脉窦。

（2）进行插管和冲洗心脏时避免气泡进入心脏。

（3）注意防止管道扭曲。

【思考题】

（1）回心血量增多时，心输出量有何变化？为什么？

（2）外周阻力增加时，心输出量有何变化？为什么？

（3）若在液体中加入肾上腺素，心输出量有何变化？为什么？

（4）在未来工作中本实验方法可能的应用有哪些？

（梁桂宁）

实验 8　红细胞渗透脆性实验

【目的和原理】

正常情况下，红细胞内的渗透压与血浆渗透压（相当于 0.9% NaCl 溶液）相等。若将正常红细胞悬浮于不同浓度的 NaCl 溶液中时，在 0.9% NaCl 等渗溶液中红细胞的形态与大小不变；随着渗透压在 0.8% ～ 0.6% NaCl 溶液范围内的递减，红细胞逐渐膨大，但不破裂，表明红细胞对低渗溶液有一定的抵抗力；当溶液渗透压低于一定程度时（0.42% ～ 0.46% NaCl），有一部分红细胞将因过度膨胀而破裂，发生溶血；当 NaCl 溶液浓度低到 0.32% ～ 0.34% 时，全部红细胞发生破裂溶解。

红细胞在低渗溶液中发生膨胀破裂的特性称为红细胞渗透脆性。脆性的高低用红细胞对低渗盐溶液的抵抗力表示。对低渗溶液抵抗力小的红细胞，出现溶血早，渗透脆性大；对低渗溶液抵抗力大的红细胞，出现溶血晚，渗透脆性小。

开始出现溶血的 NaCl 溶液浓度为红细胞的最大脆性；完全溶血时的 NaCl 溶液浓度为红细胞的最小脆性。

本实验目的为观察红细胞在 NaCl 低渗溶液中的溶血情况；测试红细胞的渗透脆性；理解细胞外渗透压对于维持细胞正常形态与功能的重要性。

【实验对象】

家兔血（经抗凝处理）。

【实验器材和药品】

试管架 1 个、小试管 10 支、2 mL 刻度吸管 3 支、普通吸管 1 支、吸球 1 个、记号笔 1 支、1% NaCl 溶液、蒸馏水。

【实验步骤及观察项目】

1. 制备不同浓度的低渗溶液 按 1 ~ 10 顺序编号 10 支小试管，并排列在试管架上。按表6-6所示，用带刻度的吸管分别加入 1% NaCl 溶液和蒸馏水，使其总体积为 2 mL。混匀，制备各种低渗 NaCl 溶液。

表 6-6 制备不同浓度的低渗溶液

试液	试管号									
	1	2	3	4	5	6	7	8	9	10
1% NaCl 溶液（mL）	1.40	1.30	1.20	1.10	1.00	0.90	0.80	0.70	0.60	0.50
蒸馏水（mL）	0.60	0.70	0.80	0.90	1.00	1.10	1.20	1.30	1.40	1.50
NaCl 溶液浓度（%）	0.70	0.65	0.60	0.55	0.50	0.45	0.40	0.35	0.30	0.25

2. 红细胞脆性观察 用普通吸管吸取家兔血，在每个试管中加 1 滴，然后拿起试管，用拇指封住管口，颠倒 1 ~ 2 次，混匀，在室温下放置 1 h 后观察混合液颜色。

3. 观察结果 红细胞未破裂，无溶血的表现：试管内液体下层呈混浊红色，管底有多量红细胞沉淀，上层为清淡无色或极淡的红色。

红细胞破裂溶解，不完全溶血的表现：试管内液体下层呈混浊红色，管底有少量红细胞沉淀，上层呈透明红色。

红细胞完全破裂溶解，完全溶血的表现：试管内液体完全变成透明红色，管底有红细胞膜沉积。

在 10 个试管中寻找红细胞最大脆性和最小脆性的试管。

【注意事项】

（1）标记要清楚，顺序不要弄乱。

（2）每支试管 NaCl 溶液的浓度必须准确、容量必须相等。

（3）用于吸 NaCl 溶液和蒸馏水的刻度吸管不能混用。

（4）不可用力振荡，以免人为造成红细胞破裂。

【思考题】

（1）为什么大量输液时采用等渗溶液？

（2）本次试验对你以后的临床治疗工作有什么指导意义？

（黎 静 梁桂宁）

实验 9 血 液 凝 固

【目的和原理】

血液离开血管数分钟后，由流动状态变成不能流动的胶冻状凝块，这一过程称为血液凝固或血凝。血凝过程是由一系列凝血因子参与的复杂的蛋白质酶解反应过程，在此过程中有多种凝血因子参与。血液凝固的过程可分为三个阶段：凝血酶原激活物形成，凝血酶原激活成凝血酶，纤维蛋白原转变为纤维蛋白。根据凝血过程中激活因子所依赖的凝血因子存在部位的不同，将其分为内源性凝血和外源性凝血两种途径。内源性凝血途径是指参与因子激活过程的所有因子均在血浆内；外源性途径则是指依靠血管外组织释放的因子来参与因子的激活途径。因子一旦激活，其最终目的是使纤维蛋白原转变成纤维蛋白，网罗血中有形成分形成凝块。本实验以血液凝固时间作为指标，了解血液凝固的基本过程及其影响因素，由此加深对凝血基本过程的理解。

【实验对象】

家兔。

【实验器材和药品】

哺乳类动物手术器械（含动脉夹）一套、兔手术台、气管插管、动脉插管、注射器（1 mL，5 mL，10 mL，20 mL）及针头，生理盐水、20% 氨基甲酸乙酯溶液或 1% 戊巴比妥钠溶液，富血小板血浆、少血小板血浆、兔脑粉悬液、0.025 mol/L CaCl$_2$ 溶液、生理盐水、肝素 8 单位（置于小试管内）、草酸钾 1～2 mg（置于小试管内）、稀释凝血酶溶液、石蜡油、碎冰块、烧杯等。

【实验步骤】

从家兔耳缘静脉缓慢注入 20% 氨基甲酸乙酯溶液（5 mL/kg 体重）或 1% 戊巴比妥钠溶液（3 mL/kg 体重），待动物麻醉后将其仰卧位固定于手术台上。剪去颈部的毛，沿正中线切开皮肤 5～7 cm，分离皮下组织和肌肉，暴露气管，在气管两侧的深部找到颈总动脉。分离出一侧颈总动脉，在其下穿过两条丝线。一条线将颈总动脉于远离心脏端结扎，另一条线备用（供固定动脉插管用）。在颈总动脉近心端用动脉夹夹闭动脉，然后在远心端结扎点的下方用剪刀作一个斜切口，向心脏方向插入动脉插管，用丝线固定。需放血时开启动脉夹即可。

【观察项目】

1. 观察纤维蛋白原在凝血过程中的作用　由颈总动脉插管放血 10 mL，分别注入两个小烧杯内，一杯静置；另一杯用竹签不断地搅拌。搅拌 5 min 后取出竹签，用水洗净，观察缠绕在竹签上的纤维蛋白丝。比较两杯血液的凝固情况并思考不同结果的原因。

2. 血液凝固的加速和延缓　取干净的小试管 6 支，按表 6-7 准备各种不同的实验条件。由颈总动脉插管放血，各管加血 1 mL，每 30 s 倾斜试管一次，直至血液凝固而不再流动为止。记录血液凝固的时间。

表 6-7　影响血液凝固的因素

	实验条件	凝血时间	解释
对照管	不添加任何东西		
粗糙面	棉花少许		
	石蜡油润滑整个试管表面		

续表

	实验条件	凝血时间	解释
温度	37℃水浴中		
	浸在盛有碎冰块的烧杯中		
肝素 8 单位（加血后摇匀）			
草酸钾 1～2 mg（加血后摇匀）			

如果肝素管及草酸钾管不出现血液凝固，两管各加 0.025 mol/L CaCl$_2$ 溶液 2～3 滴，观察血液是否凝固。

3. 观察内源性及外源性凝血过程　取干净的小试管 3 支，按表 6-8 分别加入富血小板血浆、少血小板血浆、生理盐水和家兔脑粉悬液。然后同时加入 CaCl$_2$ 溶液，摇匀，每 15 s 倾斜试管一次，分别记录 3 支试管的血浆凝固时间。思考血浆加钙后为什么会发生凝固？比较第 1 和第 2 管、第 1 和第 3 管、第 2 和第 3 管的血浆凝固时间，分析产生差别的原因。

表 6-8　内源性和外源性凝血途径的观察

实验条件	第 1 管	第 2 管	第 3 管
富血小板血浆	0.2 mL		
少血小板血浆		0.2 mL	0.2 mL
家兔脑粉悬液			0.2 mL
生理盐水	0.2 mL	0.2 mL	
1/40 mol/L CaCl$_2$ 溶液	0.2 mL	0.2 mL	0.2 mL
血浆凝固时间			

4. 凝血酶时间的测定　取小试管 1 支，加入少血小板血浆 0.2 mL，迅速加入稀释的凝血酶溶液 0.2 mL，启动秒表，摇匀后置 37℃水浴中。不断倾斜试管，密切观察并记录血浆凝固时间，此即"凝血酶时间"。

【注意事项】

（1）采血的过程要尽量快，以减少计时的误差。

（2）第 1 和第 2 两个观察项目可同时进行，可只放血一次。

（3）如果有必要进行第二次放血时，最先由插管内流出的血液应弃去。

（4）所有取标本的试管在实验前必须写明标记，以便观察，避免混淆。

（5）判断凝血的标准要力求一致，一般以倾斜试管 45° 时，试管内血液不见流动为准。

【思考题】

（1）血液凝固有哪几个基本步骤？

（2）结合本实验结果，比较血液凝固的内源性途径与外源性途径的区别。

（3）试述血液凝固的机制。

（4）凝血酶时间延长有何临床意义？

附：试剂配制方法

1. 富血小板血浆的制备：取抗凝全血，以 1000 r/min 的转速离心 10 min，取上层血浆。

2. 少血小板血浆的制备：取抗凝全血，以 4000 r/min 的转速离心 10 min，取上层血浆。

3. 家兔脑粉悬液的制备

（1）兔干脑粉的制备：将新鲜家兔脑彻底除去软脑膜及血管网，用生理盐水洗净，置于乳钵中研碎。除去研不碎的杂质，加 3 倍量的丙酮，研磨 0.5 min（注意：不要研磨太久致成胶状，丙酮不易分离。如已成胶状，则需要加少量丙酮，轻轻混匀即可分离）。静置数分钟后，倒去上清液，再加适量丙酮，如此反复 5～6 次，使脑组织完全脱水成灰白色微细粉末状。用滤纸过滤，挤去丙酮，将脑粉摊开，在空气中干燥成为无黏着性的颗粒状粉末（亦可用真空抽气机或置于 37℃温箱中 1 h 使其干燥），干脑粉制成后应分装密封，保存于普通冰箱 4℃内，半年之内活性不变。

（2）家兔脑悬液的制备：取干脑粉 0.3 g 放入大试管内，加生理盐水 5 mL，混匀，置于 45℃水浴内 10 min 并经常摇动。然后以 1000 r/min 的速度离心 1 min（或静置）将大颗粒沉淀弃去，取上层乳白色液体即为脑悬液。应用前应先检查其活性：取血浆 0.1 mL，脑悬液 0.1 mL 加 1/40 mmol $CaCl_2$ 溶液 1 mL，观察其凝固时间，如凝固时间在 12～14 s 内，即可采用；否则应调整其浓度（为使学生实验容易掌握时间，本实验所要求的脑悬液活性是使血浆凝固时间为 1 min 左右）。脑悬液置于普通冰箱内冷藏保存 2 周使其活性恒定。

4. 凝血酶溶液的制备

（1）凝血酶母液的制备：取血浆 100 mL，加蒸馏水至 1000 mL。每 100 mL 稀释血浆中加 2% 乙酸溶液 8.5 mL 至 pH 5.3 左右，此时产生白色混浊，离心后弃其上清液。沉淀物用 25 mL 生理盐水溶解，再加入 2% Na_2CO_3 溶液 0.25 mL，使 pH 达 7 左右，再加 0.025 mol/L $CaCl_2$ 溶液 3 mL，立即用玻璃棒或竹签将凝结的纤维蛋白搅去，将剩下的溶液（即为母液）倒入试管中，置于冰箱内冷藏备用。

（2）稀释凝血酶溶液的制备：取母液 5 mL 加生理盐水 1 mL 配制成稀释的凝血酶溶液。再取稀释液 0.1 mL 加入 0.1 mL 正常血浆，观察能否在 18～20 s 内凝固。若凝固时间短于 18 s，表明凝血酶活性过高，需再加入适量的生理盐水稀释。若凝固时间长于 20 s，应加入适量的母液，直至凝固时间达到 18～20 s 即可。

（黎　静）

实验 10　影响消化道平滑肌活动的因素

【目的和原理】

消化道平滑肌的生理特性主要表现在自动节律性缓慢而不规则收缩、兴奋性较骨骼肌低、具有紧张性、富有伸展性、对电刺激和切割不敏感，而对牵拉、温度变化、酸碱、肾上腺素、乙酰胆碱等理化刺激敏感。本实验的目的在于学习离体肠平滑肌灌流的方法，观察离体小肠平滑肌的一般生理特性，以及一些化学物质、温度变化对离体小肠平滑肌运动的影响。

【实验对象】

家兔。

【实验器材和药品】

生物信号采集处理系统、张力换能器、恒温平滑肌实验系统、铁支架、双凹夹、烧杯、培养皿、台氏液、1/10 000肾上腺素溶液、1/100 000乙酰胆碱溶液、1/5 000磷酸组胺溶液、1/5 000氯苯那敏溶液、1 mol/L HCl 溶液、0.05%硫酸阿托品溶液、1%酚妥拉明溶液。

【实验步骤】

1.实验准备 制备标本：提起家兔后肢将其倒悬，用木槌猛击头部致昏迷。立即开腹，在十二指肠及其邻近部位剪20～30 cm长的肠段，用台氏液冲洗肠段中的内容物，然后剪成数小段（每段长约2 cm），置于台氏液备用。

2.安装标本

（1）仪器准备：将恒温平滑肌实验系统（图6-9）侧面的排水阀调节至"关"挡，往水浴池内加入蒸馏水，水位达到实验管的20 mL刻度处；分别在预热管和储液管中加入实验所需的室温台氏液，按下"移液"按钮不放，可将预热管中的液体单向移动至实验管中，当液体达到20 mL刻度时，松开"移液"按钮，系统停止移动液体。将张力换能器通过双凹夹固定在传感支架上（图6-10）。

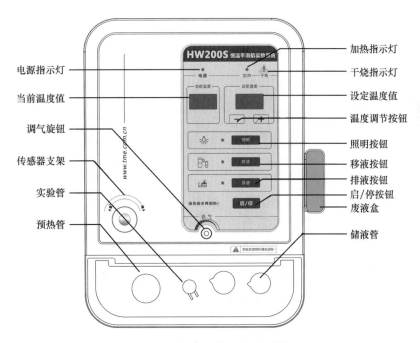

图6-9 恒温平滑肌实验系统

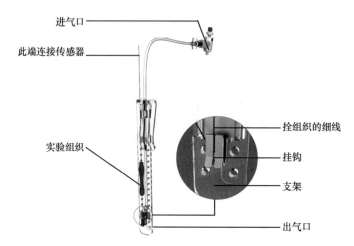

图 6-10 进气支架组件示意图

（2）取标本：用培养皿装少许室温台氏液并领取一段教师已准备好的小肠标本。

（3）装标本：用线扎牢小肠段一端的一角（勿把端口全部扎死！）并绑在进气支架的挂钩上（图 6-10）。小肠段另一端用蛙心夹夹紧，引线垂直连接到张力换能器上。将进气支架通过支架固定夹片固定在实验管管壁，调节换能器的位置，使线与小肠段勿接触实验管管壁，以免引起摩擦而影响实验。小肠段与换能器的连接线亦不要太松或太紧。

（4）供氧：调节调气旋钮，顺时针为调小，逆时针为调大，即可为实验管中的台氏液输送氧气，调节气流量为 2 个气泡 / 秒为宜。

（5）连接生物信号采集处理系统：将张力换能器与生物信号采集处理系统的第 1 通道连接。

3. 软件操作 开机并启动生物信号采集处理系统。

（1）在菜单"实验模块（或实验项目）"中选择"消化系统"的"消化道平滑肌的生理特性"，开始实验。或在开始菜单下"信号选择"选择"输入信号"，子菜单中选择"张力"信号。（旧的生物信号采集处理系统则在任务栏菜单选择"输入信号"，从"1 通道"子菜单中选择"张力"信号。）

（2）G、T、F 可用默认值（20，DC，20 Hz），必要时可调节量程或 G 的放大倍数。

（3）扫描速度可根据波型进行调节。

【观察项目】

比较温度改变或给药前后小肠段收缩情况。观察指标：收缩频率（单位时间内的收缩次数）、收缩力（收缩曲线的幅度）和张力（基线的水平）的变化。注意：每一实验项目均应做好标记。

1. 室温台氏液 观察室温台氏液中小肠段活动情况。

2. 38℃台氏液 设置仪器温度 38℃，按下"启 / 停"按钮，系统自动对水浴池中的水进行加热。按下"排液"按钮，系统将实验管室温台氏液移动至废液盒中，当排尽所有的液体后，再次按下"排液"按钮，系统停止排液。按下"移液"按钮不放，可将预热管中 38℃台氏液单向移动至实验管中，当液体达到 20 mL 刻度时，松开"移液"按钮，系统停止移动液体，观察温度变化对肠段收缩的影响。

3. 肾上腺素　往实验管中滴入 1/10 000 肾上腺素溶液 1～2 滴，效果明显后用 38℃ 台氏液冲洗，冲洗方法：按下"排液"按钮，当实验管内液体完全排出至废液盒中时，再按下"排液"按钮，系统停止排液。再将预热管内 38℃ 台氏液移动至实验管内，反复冲洗 2～3 次，至小肠段恢复正常活动。

4. 酚妥拉明与肾上腺素　往实验管中滴入 1% 酚妥拉明溶液 1～2 滴，观察小肠段收缩有何变化，再加入 1/10 000 肾上腺素溶液 1～2 滴，观察肾上腺素对小肠段收缩的影响并与实验项目 3 比较，效果明显后用 38℃ 台氏液冲洗，操作同上。

5. 乙酰胆碱　往实验管中滴入 1/100 000 乙酰胆碱溶液 1～2 滴，效果明显后，用 38℃ 台氏液冲洗，操作同上。

6. 阿托品与乙酰胆碱　往实验管中滴入 0.05% 硫酸阿托品溶液 2～3 滴，观察小肠段收缩有何变化，再加入 1/100 000 乙酰胆碱溶液 1～2 滴，观察乙酰胆碱对小肠段收缩的影响，并与实验项目 5 比较，效果明显后用 38℃ 台氏液冲洗，操作同上。

7. 组胺　往实验管中滴入 1/5000 磷酸组胺溶液 1～2 滴，效果明显后用 38℃ 台氏液冲洗，操作同上。

8. 氯苯那敏（扑尔敏）与组胺　往实验管中滴入 1/5000 氯苯那敏溶液 2～3 滴，观察小肠段收缩有何变化，再加入 1/5000 磷酸组胺溶液 1～2 滴，观察磷酸组胺对小肠段收缩的影响，并与实验项目 7 比较，效果明显后用 38℃ 台氏液冲洗，操作同上。

9. 盐酸　往实验管中滴入 1 mol/L 的 HCl 溶液 1～2 滴，观察小肠段收缩情况，效果明显后用 38℃ 台氏液冲洗。

【注意事项】

（1）水浴池内无水时严禁启动加热，以防干烧。

（2）标本固定好后应立即启动加氧，以免小肠段缺氧死亡。

（3）加药时不要碰连接线，药液不要滴到管壁上。

（4）每次实验效果明显后立即用台氏液冲洗小肠段 2～3 次，待小肠段活动恢复后再进行下一个项目。

（5）实验管内台氏液的容积在冲洗前后要保持一致。

【思考题】

（1）小肠平滑肌有什么特性？

（2）各种因素如何影响小肠平滑肌运动？

（3）本实验方法在未来工作中可能有哪些应用？

（黄媛恒）

第七章 在体动物机能实验

第一节 循环系统

实验 11 期前收缩及心率的人工控制

【目的和原理】

在一次心动周期中，当心肌经历一次兴奋后，其兴奋性将会出现一系列周期性的变化。其特点是有效不应期特别长，大约相当于整个收缩期和舒张早期。在有效不应期中，任何刺激均不能使之产生动作电位并引起心肌的再次收缩；随后发生在舒张中晚期的为相对不应期和超常期，此时给予适当刺激可使心肌产生动作电位和收缩。这种提前发生的收缩，称为期前收缩（早搏）；随后到达的正常节律性兴奋冲动正好落在期前收缩的有效不应期内而不能引发心室产生兴奋和收缩，使心室较长时间地停留在舒张状态，直至下一次正常的节律性兴奋到达，这个在期前收缩后出现的持续时间较长的舒张间歇期，称为代偿间歇。通过使用药物（ACh 或 KCl）使心脏停搏后，再通过有效的电刺激可恢复心脏搏动并人工控制心跳频率。

本次实验的目的是学习两栖类动物在体心脏收缩情况的记录方法，通过对期前收缩和代偿间歇的实验观察，了解心肌兴奋性的变化特点；通过进行心脏停搏后再人工起搏，加深理解心脏起搏器的工作原理。

【实验对象】

蟾蜍或青蛙。

【实验器材和药品】

生物信号采集处理系统、蛙类手术器械、电极、蛙心夹、铁支柱、双凹夹、滴管、任氏液、2 mL 注射器、1/100 000 ACh 溶液等。

【实验步骤】

1. 手术操作

（1）破坏蟾蜍（青蛙）的脑和脊髓：探针法或剪刀法（同前文）。

（2）暴露心脏：将蟾蜍仰卧于蛙板上并用图钉固定四肢，在胸腹部剑突软骨下方剪一个"V"形切口，用有齿镊夹持，将切口边缘皮肤提起，用剪刀沿两侧向外、向上剪开胸壁达锁骨下，尽量靠外侧把两侧锁骨剪断；用剪刀小心分离心包膜与胸内壁，并把整个前胸壁剪掉，充分暴露心脏（注意避免剪破心脏和动脉）。

（3）用镊子夹持心尖部将心包膜提起，让心包膜与心脏分离，用眼科剪剪开心包膜，先剪一个小口，再沿切口裁开心包，充分裸露心脏。打开带连线的蛙心夹，在心舒张期夹住心尖2～3 mm（过多则限制收缩，过少则易脱），将连线连至张力换能器，调节连线松紧度（注意让线垂直，用口对线轻轻吹气而线不晃动为宜）。连接刺激电极并放置在蟾蜍胸部，使其两极和心室肌接触良好，实验过程中时常滴加任氏液保持湿润。

2. 仪器线路连接

（1）将张力换能器连接到生物信号采集处理系统的 1 通道。

（2）刺激输出线连接到刺激输出插口。

3. 软件操作 开机并启动生物信号采集处理系统。

（1）在菜单"实验模块（或实验项目）"中选择"循环系统"的"期前收缩与代偿间歇"，开始实验。或在开始菜单下"信号选择"中选择"输入信号"，子菜单中选择"张力"信号。（旧的生物信号采集处理系统则在任务栏菜单选择"输入信号"，从"1 通道"子菜单中选择"张力"信号。）

（2）设置 G 为 50 mV；T 为 DC；F 为 20 Hz；设置刺激器：方式为单刺激，强度为 3～5 V，波宽为 1 ms。

（3）鼠标指针指向 1 通道波形显示窗口并双击使此窗口最大化。

【观察项目】

（1）观察波形，识别心跳曲线心室波和心房波（有时明显）及各波组成（包括收缩期和舒张期的早、中、晚期）。

（2）分别捕捉不同时机（收缩期和舒张期的早、中、晚期），点击"启动刺激器"按钮，观察收缩曲线的变化。

（3）降低张力换能器，心内（或静脉窦）注射 1/10 000 的 ACh 溶液 0.2 mL 使心脏停止搏动。重新装好标本和刺激电极，可观察到心搏曲线为一直线。

改变刺激参数，方式选"连续单刺激"，程控选"程控"，"主周期"随时调整。点击"启动刺激器"按钮，观察心搏变化。

【注意事项】

（1）手术操作务必小心谨慎，注意避免剪破心脏或大血管，以免出血过多。

（2）对待张力换能器应注意轻柔并按规范操作，否则容易损坏。

（3）实验过程中，应经常用任氏液湿润心脏。

【思考题】

（1）何谓早搏？通过实验，你认为什么情况下会出现早搏？

（2）何谓代偿间歇？早搏之后一定会出现代偿间歇吗？分析并说明原因。

（3）试想临床上心胸外科手术做心瓣膜置换术如何使心脏停搏？又如何恢复心搏？

（4）人工起搏后心率由什么控制？"波间隔"逐渐减小（使心率加快）到一定值时，能否出现心肌强直收缩？为什么？分析其原因。

（5）如果蛙心在搏动却记录不到波形，试分析各种可能的原因。

（6）如果实验中多次施加刺激均未出现早搏，应该怎样解决？

（连 芳）

实验 12　心血管活动的生理性调节

【目的和原理】

动脉血压（arterial blood pressure）是反映心血管功能的重要指标。动脉血压的高低主要取决于每搏输出量、外周阻力、心率、大动脉弹性、循环血量与血管系统容积等因素。因此，凡能影响心输出量、外周阻力及循环系统充盈度的各种因素均能影响动脉血压。在整体条件下，心血管活动受神经和体液机制调节。神经调节主要通过各种心血管反射实现，其中最重要的反射是颈动脉窦和主动脉弓压力感受器反射。支配心脏或血管的神经（心交感、心迷走神经及交感缩血管神经）通过其末梢释放神经递质，与心肌或血管壁平滑肌上的相应受体结合而发挥其生理作用。交感神经兴奋时，一方面引起心率加快，收缩力加强，使心输出量增加，另一方面引起血管收缩，使外周阻力升高，最终导致动脉血压升高。相反，心迷走神经兴奋时，心率减慢，心收缩力减弱，使心输出量减少，动脉血压降低。

心血管活动除受神经调节外，还受血液中化学物质及相应药物的影响。肾上腺素、去甲肾上腺素、异丙肾上腺素等肾上腺素受体激动剂，可通过激动 α 和（或）β 受体影响心脏和血管的活动，改变心输出量和外周阻力，进而影响动脉血压。外源性给予乙酰胆碱可产生类似心迷走神经兴奋时的心脏抑制效应，并激动血管内皮细胞上的 M 受体，舒张血管，降低外周阻力，使动脉血压降低。

本实验以动脉血压、心率为指标，观察神经、体液因素对心血管活动的影响。

【实验对象】

家兔。

【实验器材和药品】

生物信号采集处理系统、哺乳类动物手术器械、压力换能器、玻璃分针、注射器（1 mL、2 mL、5 mL、20 mL 若干）、头皮针、静脉输液管、气管插管、动脉插管、三通管、动脉夹、保护电极、丝线、注射针头、小烧杯、铁架台等；20% 氨基甲酸乙酯溶液、150 U/mL 肝素溶液、0.9% 生理盐水、1% 肝素溶液、0.01% 去甲肾上腺素溶液、0.01% 肾上腺素溶液、0.001% 乙酰胆碱溶液等。

【实验步骤】

1. 麻醉与固定　以正确的家兔捕持方法，将家兔轻放于体重秤上称重，放入兔盒固定。经家兔的耳缘静脉建立生理盐水输液通道，然后经三通管从家兔耳缘静脉缓慢注入 20% 氨基甲酸乙酯溶液（5 mL/kg）直至家兔麻醉，麻醉成功的标准为角膜反射消失、四肢肌紧张减弱、呼吸深而平稳。后续全程低速输入生理盐水以保持输液通道通畅，然后将家兔仰卧位固定于手术台上。

2. 手术

（1）备皮及气管插管：剪去颈部手术部位的被毛，沿颈部正中切开皮肤 5 ~ 7 cm（甲状软骨和胸骨上缘之间），沿着手术切口方向用组织剪剪开皮下组织和筋膜，钝性分离肌肉，暴露气管，在气管下穿丝线备用。在距离甲状软骨下 1 ~ 2 cm 处做一个倒"T"形切口，插入"Y"形气管插管，用气管下穿的丝线固定气管插管。

（2）分离神经及动脉：在两侧气管旁沟，小心分离出两侧颈总动脉鞘，仔细辨别鞘内的颈总动脉和减压神经（最细）、交感神经（较细）及迷走神经（最粗）。分离迷走神经（用玻璃分针）和颈总动脉，双侧颈总动脉及右侧迷走神经均穿双线备用。

（3）颈总动脉插管术：在左侧颈总动脉远心端结扎动脉，以动脉夹夹闭动脉近心端，暂时阻断血流（结扎处与动脉夹之间长度应在 3 cm 以上）。用注射器通过压力换能器三通管的侧管注入肝素生理盐水，驱除动脉插管和换能器压力腔内全部空气，然后封闭压力换能器的侧管和动脉插管三通管侧管，移去注射器，若此时系统内全部液体未见减少，说明系统无漏液现象，可进行颈总动脉插管。用眼科剪在靠左侧颈总动脉的远心端结扎处做一个"V"形切口（切口应小于管径一半），将充灌有肝素抗凝剂的动脉插管向心方向插入，结扎并固定，防止插管滑脱。

3. 连接实验装置

（1）将刺激输出插头连接至刺激输出插孔上。

（2）将压力换能器输入端连接到第一输入通道，观察血压变化。

4. 启动生物信号采集处理系统

（1）开启电脑，进入生物信号采集处理系统。

（2）信号输入：在菜单"实验模块（或实验项目）"中选择"循环系统"的"动脉血压的调节"，开始实验。或在开始菜单下"信号选择"中选择"输入信号"，子菜单中选择"血压"信号。（BL-420F 生物信号采集处理系统则在任务栏菜单中选择"输入信号"，从"1 通道"子菜单中选择"血压"信号。）

（3）调节参数：调节软件主界面"控制参数区"的按钮，适当设置各参数。

（4）通过操作工具条按钮开始、暂停和停止实验等，并保存实验数据。

【观察项目】

1. 观察记录正常动脉血压 松开颈总动脉近心端的动脉夹，打开三通管活塞，使压力信号经换能器输入系统，观察正常血压曲线。血压曲线有时可以看到三级波：①一级波（心搏波）：伴随心脏收缩和舒张出现的血压波动，与心率一致；②二级波（呼吸波）：伴随呼吸运动出现的血压波动，与呼吸节律一致；③三级波：产生原因尚不十分清楚，可能与血管运动中枢紧张性活动的周期性变化有关。

2. 夹闭颈总动脉 以动脉夹夹闭右侧颈总动脉 15 s，观察血压和心率的变化，并进行标记。

3. 静脉注射肾上腺素 从耳缘静脉通道输注 0.01% 的肾上腺素溶液 0.2 ～ 0.4 mL，观察血压、心率的变化，并进行标记。

4. 静脉注射去甲肾上腺素 从耳缘静脉通道输注 0.01% 的去甲肾上腺素溶液 0.2 ～ 0.4 mL，观察血压、心率的变化，并进行标记。

5. 静脉注射乙酰胆碱 从耳缘静脉通道输注 0.001% 的乙酰胆碱溶液 0.2 ～ 0.4 mL，观察血压、心率的变化，并进行标记。

6. 刺激迷走神经外周端 设置刺激器参数（粗电压，连续单刺激，延时 0 ms，波宽 1 ms，频率 30 Hz，强度 3.0 V），靠近远心端结扎右侧迷走神经，并于结扎处头端剪断迷走神经，启动刺激器，用刺激器刺激迷走神经外周端（近心端），观察血压与心率的变化，并进行标记。

【数据处理】

（1）在实验过程中，对比观察正常血压曲线与各种因素影响后的血压变化。

（2）实验结束后，进行实验数据的反演；使用通用实验标记或特殊实验标记查找相应的血压变化，找到变化明显的曲线，进行数据的测量、编辑和打印等。

【注意事项】

（1）动物麻醉深浅要适度，药物注射时间不少于 3 min，至角膜反射消失、肌紧张消失为止；过量易致动物呼吸抑制而死亡。

（2）手术过程中应尽量避免出血。分离神经时操作要轻，切勿过度牵拉，以免损伤神经；分离神经时，应先判断清楚再进行分离。

（3）颈总动脉插管前，首先要排尽插管内、压力换能器腔内及胶管内的气体，保证液体传递压力，各接口处不能漏液。

（4）实验过程中应注意经常观察动物的一般状态（如呼吸、皮肤黏膜及口唇颜色等）。每观察一个项目，须待血压基本恢复正常后，再进行下一个项目的观察。

【思考题】

（1）心血管活动的神经、体液调节机制是什么？

（2）夹闭家兔一侧颈总动脉对血压有何影响？其机制是什么？

（3）直接测压法和间接测压法有何不同？

（4）本实验方法在未来工作中可能有哪些应用？

（杨晓梅）

实验 13　药物对家兔血压的影响

【目的和原理】

药物通过作用于心脏和血管平滑肌上相应的受体而产生心血管效应，导致心脏血流动力学和血压的改变。观察肾上腺素受体激动药和阻断药对家兔血压的影响以及药物之间的相互作用，分析各药物对受体的影响，以了解药物的药理作用和药物之间的相互作用。

【实验对象】

家兔。

【实验器材和药品】

生物信号采集处理系统、兔手术台、哺乳类动物手术器械、动脉插管、动脉夹、双凹夹、铁支架、10 mL 注射器、2 mL 注射器、有色丝线、20% 氨基甲酸乙酯溶液（或 1% 戊巴比妥钠溶液）、肝素溶液（1 000 U/mL）、0.002% 肾上腺素溶液、0.002% 去甲肾上腺素溶液、0.002% 异丙肾上腺素溶液、0.1% 普萘洛尔溶液、0.04% 酚妥拉明溶液等。

【实验步骤】

1. 手术

（1）麻醉：家兔称重后，用20%氨基甲酸乙酯溶液5 mL/kg或1%戊巴比妥钠溶液2.5～3.0 mL/kg经家兔耳缘静脉缓慢注入。注射过程中注意观察家兔肌张力、呼吸频率及角膜反射的变化，防止麻醉过深。

（2）动物固定：将麻醉好的家兔仰卧位固定于兔手术台上。

（3）插气管插管及分离颈部血管：准备一只装有水的瓷碗，用水润湿家兔颈部毛发并剪除，将剪下的毛发收集至瓷碗中。沿中线剪开皮肤5～7 cm，钝性分离皮下组织和浅层肌肉。暴露气管，在气管下穿一条粗丝线，用剪刀在气管壁上做一个倒"T"形切口，插入气管插管，结扎、固定。将切口边缘的皮肤及皮下肌肉组织向外侧拉开，分离左侧的颈总动脉，穿双丝线备用。

（4）插动脉插管：分离左侧颈总动脉2～3 cm（尽量向头端分离），近心端用动脉夹夹闭（此时丝线在动脉夹以上），远心端用线扎牢（夹闭动脉前可先静脉注射肝素溶液1 mL/kg）。在结扎处稍下剪一斜切口，向心脏方向插入已注满肝素盐水的动脉插管（注意管内不应有气泡），插入动脉2 mm左右后，用丝线将动脉及插管扎牢，打开动脉夹，打开与之相连的三通管开关，保持插管与动脉方向一致、换能器与兔心脏同一水平。观察动物血压变化曲线，调整相应系统参数至适于观察。

2. 连接 将压力换能器的插头连接至生物信号采集处理系统的第1通道，换能器的两个接口分别接一个三通管开关，直口再接动脉插管。经侧口的三通管开关给压力腔内加满肝素溶液，并排除全部气泡，排气后两个三通管的开关均处于关闭状态。

3. 软件操作

（1）开机并启动生物信号采集处理系统。

（2）在菜单"实验模块（或实验项目）"中选择"循环系统"的"动脉血压的调节"，开始实验。或在开始菜单下"信号选择"选择"输入信号"，子菜单中选择"血压"信号。（旧的生物信号采集处理系统则在任务栏菜单选择"输入信号"，从"1通道"子菜单中选择"血压"信号。）

（3）扫描速度约200 ms/div（必要时可根据波型进行调节）。

【观察项目】

药物对血压的影响 实验用药见表7-1，将结果填入表7-2中。

表7-1 实验所用药物

药物	浓度	给药容量（mL/kg）
（1）肾上腺素	0.002%	0.5
（2）去甲肾上腺素	0.002%	0.5
（3）异丙肾上腺素	0.002%	0.5
（4）普萘洛尔	0.10%	0.5
（5）酚妥拉明	0.04%	0.5

给药顺序如下：

（1）肾上腺素受体激动药的作用：（1）→（2）→（3）。

（2）β受体阻断药的作用：（4）。

（3）β受体阻断药对肾上腺素激动药作用的影响：（1）→（4）→（2）→（4）→（3）。

（4）α受体阻断药的作用：（5）。

（5）α受体阻断药对肾上腺素激动药作用的影响：（1）→（5）→（2）→（5）→（3）。

注意：每次给药须等待至血压基本恢复并基本稳定后再进行。实验结束拔除动脉插管前必须先结扎动脉。

表 7-2　药物对家兔动脉血压的影响

药物	给药前		给药后	
	MP	HR	MP	HR
肾上腺素				
去甲肾上腺素				
异丙肾上腺素				
普萘洛尔后肾上腺素				
普萘洛尔后去甲肾上腺素				
普萘洛尔后异丙肾上腺素				
酚妥拉明后肾上腺素				
酚妥拉明后去甲肾上腺素				
酚妥拉明后异丙肾上腺素				

注：HR 心率。

【结果处理】

（1）观察每个项目的血压变化，并将结果记录于表 7-2 中。

（2）书写完整的实验报告。

【思考题】

（1）肾上腺素、去甲肾上腺素、异丙肾上腺素对血压有何影响？并说明其作用机制。

（2）用普萘洛尔后，再用肾上腺素、去甲肾上腺素、异丙肾上腺素，血压有何变化？其作用机制是什么？

（3）用酚妥拉明后，再用肾上腺素、去甲肾上腺素、异丙肾上腺素，血压有何变化？其作用机制是什么？

（焦　杨）

第二节　呼吸系统

实验 14　呼吸运动的影响因素

【目的和原理】

呼吸运动主要靠机体的呼吸中枢来调节，一些因素直接作用于呼吸中枢或通过外周或中枢化学感受器反射性刺激呼吸中枢，从而调节呼吸运动。本实验的目的是观察一些因素对呼吸运动的影响，并探讨其影响机制。

【实验对象】

成年健康家兔 1 只，$2 \sim 3$ kg，雌雄不拘。

【实验器材和药品】

生物信号采集处理系统、兔手术台、婴儿秤、气管插管、呼吸传感器、输液装置、哺乳类动物手术器械一套、球囊、10 mL、5 mL 注射器和针头（头皮针）、20% 氨基甲酸乙酯、生理盐水、3% 乳酸溶液、CO_2 气体、氮气等。

【实验步骤】

1. 手术

（1）麻醉与固定：取家兔 1 只，称重，用 20% 氨基甲酸乙酯溶液 5 mL/kg（或 3% 戊巴比妥钠 1 mL/kg）由家兔耳缘静脉缓慢注入进行全身麻醉，然后仰卧固定于手术台上。

（2）手术与插管：剪去颈部手术部位的毛，沿颈前正中线自甲状软骨上方做正中切口，分离气管，在气管上做倒 "T" 形切口，并进行气管插管。分离两侧迷走神经，穿有色丝线做标记，将插管的一侧开口连接呼吸换能器。

2. 实验装置连接　呼吸换能器接 1 通道。

3. 软件操作　开启电脑，进入生物信号采集处理系统，在菜单"实验模块（或实验项目）"中选择"呼吸系统"的"呼吸运动的调节"，开始实验。或在开始菜单下"信号选择"选择"输入信号"，子菜单中选择"呼吸"信号。（BL-420F 生物信号采集处理系统则在任务栏菜单选择"输入信号"，从"1 通道"子菜单中选择"呼吸"信号。）

【观察项目】

1. 描记正常的呼吸曲线。

2. 观察 CO_2 对呼吸的影响　将装有 CO_2 的球囊通过 1 根细塑料管插入气管插管一侧管中，让家兔吸入球囊内高浓度的 CO_2 气体若干毫升，观察记录高浓度 CO_2 对呼吸运动的影响，待呼吸恢复正常后进行下一项观察。

3. 观察缺氧对呼吸的影响　将装有氮气的球囊通过 1 根细塑料管插入气管插管一侧管中，让家兔吸入球囊内的氮气若干毫升，观察记录缺氧对呼吸运动的影响，待呼吸恢复正常后进行下一项观察。

4. 观察无效腔对呼吸的影响　将长 $20 \sim 30$ cm 塑料胶管连接气管插管侧管，观察同上。

5. 观察血液氢离子对呼吸的影响　由耳缘静脉导管较快地注入 3% 乳酸溶液 $1 \sim 2$ mL，观察 H^+ 增多对呼吸的影响。

6. 观察迷走神经对呼吸的影响　结扎一侧迷走神经，在结扎线的近心端剪断，观察呼吸的改变，然后以同样方法结扎剪断另一侧迷走神经，观察呼吸的改变；用刺激电极刺激迷走神经中枢，观察呼吸的改变。

【思考题】

（1）CO_2 增加、缺氧、H^+ 浓度增加对呼吸有什么影响，其机制是什么？

（2）迷走神经对呼吸有何影响？

（3）本实验方法在未来工作中可能有哪些应用？

（梁志锋）

第三节　消化系统

实验 15　胃肠运动的观察

【目的和原理】

胃肠道受交感神经和副交感神经的双重支配，副交感神经（主要为迷走神经）兴奋时，通过其节后纤维末梢释放乙酰胆碱与胃肠平滑肌细胞膜上的 M 受体结合，产生兴奋效应，使胃肠运动加强；交感神经兴奋时，通过其节后纤维末梢释放去甲肾上腺素与胃肠平滑肌细胞膜上的 β_2 受体结合，产生抑制效应，使胃肠运动减弱。本实验观察胃肠运动的形式及其调节机制。

【实验对象】

家兔。

【实验器材和药品】

生物信号采集处理系统、哺乳动物手术器材、保护电极、注射器（20 mL、1 mL）、生理盐水、20% 氨基甲酸乙酯溶液、1/10 000 乙酰胆碱溶液、1/10 000 肾上腺素溶液、阿托品注射液。

【实验步骤】

1. 麻醉　家兔称重后，用 20% 氨基甲酸乙酯溶液 5 mL/kg 由耳缘静脉缓慢注入，注射过程中注意观察肌张力、呼吸频率及角膜反射的变化。

2. 动物固定　将麻醉好的家兔仰卧固定于兔手术台上。

3. 颈部手术　作颈部正中切口，分离气管并进行气管插管，分离左侧迷走神经穿线备用。

4. 腹部手术　将剑突下正中线区域的皮毛剪掉，沿腹白线打开腹腔，用止血钳将腹壁夹住提起外翻，再将温热生理盐水（38℃）灌入腹腔，以浸入全部胃肠道。

【观察项目】

（1）观察实验条件下胃及小肠的运动（包括其形式和强度）。

（2）迷走神经作用的观察：结扎并剪断左迷走神经，间断性刺激迷走神经外周端（刺激参数设置：连续单刺激，波宽 1 ms，频率 30 ～ 40 Hz，强度 1 ～ 3 V），观察胃肠运动的变化。

（3）肾上腺素的作用：在胃和小肠壁上滴 1/10 000 肾上腺素溶液数滴，观察胃肠运动变化。

（4）乙酰胆碱的作用：在胃和小肠壁上滴 1/10 000 乙酰胆碱溶液数滴，观察胃肠运动变化。

（5）阿托品的作用：先间断刺激迷走神经外周端，观察到胃肠运动加强后停止刺激；

然后静脉注射 1 mL 阿托品，再刺激迷走神经，观察胃肠的运动的变化。

【注意事项】

（1）实验动物不宜喂得过饱。

（2）实验过程中要经常滴加生理盐水以保持胃肠壁的湿润，不要让胃肠暴露到腹腔外，注意保护胃肠的正常功能。

（黄俊杰）

第四节　泌尿系统

实验 16　影响尿生成的因素

【目的和原理】

肾脏的主要功能是生成尿液。尿生成的过程包括肾小球的滤过、肾小管和集合管的重吸收及分泌。影响尿生成的因素可作用于滤过或重吸收的环节，其中影响肾小球滤过的因素主要包括肾小球毛细血管血压、血浆胶体渗透压、囊内压和肾血浆流量等；影响肾小管、集合管泌尿功能的因素则主要包括肾小管溶液中的溶质浓度和抗利尿激素等。

本实验将学习动物的膀胱插管术、尿液的收集方法及尿中多种成分的检测方法。在急性实验条件下施加多种因素影响尿生成过程，观察尿量及成分的变化，分析这些因素的作用机制。

【实验对象】

家兔。

【实验器材和药品】

生物信号采集处理系统、压力换能器、受滴器（或记滴器）、保护电极、铁支架、双凹夹；哺乳类动物手术器械（含动脉夹）、兔手术台、气管插管、动脉插管、膀胱插管、注射器（1 mL、5 mL、10 mL、20 mL）及针、输液装置；20% 氨基甲酸乙酯溶液或 1% 戊巴妥钠溶液、20% 生理盐水、1∶10 000 去甲肾上腺素溶液、0.1% 呋塞米溶液、垂体后叶素溶液（0.4 U/mL）、20% 葡萄糖溶液、肝素溶液。

尿糖测定：试管、试管夹、酒精灯、本尼迪克特试剂。

钠离子测定：钠、钾、氯离子混合标准液、5 g/L 焦锑酸钾溶液、无水乙醇、体积分数为 30% 的乙醇、分光光度计。

钾离子测定：钠、钾、氯离子混合标准液、10 g/L 四苯硼钠溶液、分光光度计。

氯离子测定：钠、钾、氯离子混合标准液、单一显色剂、分光光度计。

【实验步骤】

1. 动物手术

（1）麻醉及固定：沿家兔耳缘静脉注入 20% 氨基甲酸乙酯溶液（5 mL/kg 体重）或 1%

戊巴比妥钠溶液（3 mL/kg 体重），注射完麻醉药后，从耳缘静脉缓慢匀速输入生理盐水（针头用夹子夹紧固定）。将麻醉好的家兔仰卧固定于手术台上。

（2）颈部手术：剪去颈前部兔毛，沿颈部正中分层切开皮肤和皮下组织，用止血钳纵向分离软组织及颈部肌肉、暴露气管及与气管伴行的血管神经，分离气管并穿线，在气管壁上做一个倒"T"形切口插入气管插管，结扎固定。分离右迷走神经和左颈总动脉，并分别穿双线备用。

（3）腹部手术及尿液收集：在耻骨联合上缘向上 1.5 ～ 2 cm 的位置沿正中线向上做约 3 cm 长的皮肤切口，再沿腹白线剪开腹壁及腹膜（勿伤及内脏器官），找到膀胱并将其翻至体外，于膀胱底部找出两侧输尿管并在其下方穿线，将膀胱上翻，结扎尿道（结扎前请教师确认）。然后轻提膀胱并在顶部血管较少处剪一小口，插入膀胱插管，用线将膀胱壁结扎在膀胱插管上并固定。插管的另一端用导管连至受滴器（或记滴器），插管的出口处应低于膀胱水平。

（4）左颈总动脉插管：将动脉插管与压力换能器接好并充满肝素溶液，分离左颈总动脉 2 ～ 3 cm，用线扎紧其远心端，用动脉夹夹闭近心端。手提远心端结扎线，在靠近结扎处斜剪一个倒"V"形小口，插入动脉插管，用线结扎固定。待确认动脉插管与压力换能器已接好后，放开动脉夹观察血压。

2. 连接

（1）压力换能器的一端应接在生物信号采集处理系统的第 1 通道。

（2）将记录尿量的信号引导线一端连到生物信号采集处理系统的计滴输入口，另一端接受滴器（或记滴器）。

3. 软件操作

（1）开机并启动生物信号采集处理系统。

（2）信号输入：在菜单"实验模块（或实验项目）"中选择"泌尿系统"的"影响尿生成的因素"→"开始实验"。

（3）调节参数：在软件主界面"控制参数区"的按钮，适当设置各参数。设置刺激参数参考值：细电压、连续单刺激、延时 0.05 ms、波宽 2 ms、频率 30 Hz、强度 3 V。

【观察项目】

（1）观察并记录实验前的尿量（滴/分）和血压。

（2）静脉中速注射 38℃ 20% 生理盐水 20 mL，观察并记录尿量和血压的变化，留取尿液约 1 mL 用来做尿糖定性试验。

（3）启动刺激器，用保护电极刺激迷走神经近心端（血压偏低时可暂时将刺激电极移开），使血压维持在 6.65 kPa（50 mmHg）5 ～ 10 s，然后观察和记录尿量的变化。

（4）静脉注射 20% 葡萄糖溶液 5 mL，观察并记录尿量和血压的变化，在注射葡萄糖后尿量明显增多时，留取尿液约 1 mL 用来做尿糖定性试验。

（5）静脉注射 1 : 10 000 去甲肾上腺素溶液 0.3 mL，观察并记录尿量和血压的变化。

（6）静脉注射 0.1% 呋塞米溶液 0.5 mL，观察并记录尿量和血压的变化，在注射呋塞米之前先收集约 1 mL 尿液，注射呋塞米之后尿量明显增多时，再收集约 1 mL 尿液，分别用来进行钠、钾和氯离子测定。

（7）静脉缓慢注射垂体后叶素溶液约 5 mL，观察尿量和血压的变化。

（8）尿糖定性试验：在装有尿样的试管内滴加本尼迪克特试剂并混匀，然后在酒精灯上加热，加热时小心振荡试管，防止溶液煮沸时溢出管外。冷却后观察溶液的颜色，如颜色由蓝绿色转为黄色或砖红色，表示尿糖试验阳性。

（9）尿中钠、钾和氯离子浓度测定（表 7-3～表 7-5）：取试管，按各表中提供的数据和顺序加样。

表 7-3　钠离子浓度测定

加样	给呋塞米前管（mL）	呋塞米后管（mL）	标准管（mL）
样品尿	0.1	0.1	—
标准液	—	—	0.1
蒸馏水	4.9	4.9	4.9
混匀后，各管弃去 4 mL，保留 1 mL			
5 g/L 焦锑酸钾溶液	1.0	1.0	1.0
无水乙醇	1.0	1.0	1.0
30% 乙醇	2.0	2.0	2.0

表 7-4　钾离子浓度测定

加样	给呋塞米前管（mL）	呋塞米后管（mL）	标准管（mL）
样品尿	0.1	0.1	—
标准液	—	—	0.1
10 g/L 四苯硼钠溶液	1.0	1.0	1.0
蒸馏水	3.9	3.9	3.9

表 7-5　氯离子浓度测定

加样	给呋塞米前管（mL）	呋塞米后管（mL）	标准管（mL）
样品尿	0.1	0.1	—
标准液	—	—	0.1
单一显色剂	4.9	4.9	4.9

将加好样的各管混匀后，在分光光度计上选波长 460 nm，以蒸馏水调零，测定各样品中钠和氯离子的光密度（OD）值。测定各管钾离子的光密度时则选波长 560 nm。

钠离子浓度 =150 mmol/L ×（样品尿 OD/ 标准液 OD）

钾离子浓度 =150 mmol/L ×（样品尿 OD/ 标准液 OD）

氯离子浓度 =150 mmol/L ×（样品尿 OD/ 标准液 OD）

【注意事项】

（1）认清输尿管，避免在结扎尿道时将输尿管误扎。

（2）膀胱插管放置时应避免管口被膀胱壁贴紧而致堵塞。

（3）动脉插管前一定要先夹好动脉夹，结扎固定线要缚紧。

【思考题】

（1）静脉注射高渗葡萄糖后尿量为什么会增多？为什么会出现糖尿？

（2）呋塞米的利尿原理是什么？临床应用需注意什么？

（3）尿生成的影响因素有哪些？

附：试剂配制方法

1. 钠、钾、氯离子混合标准液 NaCl（AR）8.766 g，K_2SO_4（AR）0.436 g，先置于120℃烤箱烘烤 2 h。加蒸馏水至 1000 mL 溶解。此液中钠离子和氯离子浓度为 150 mg/L，钾离子浓度为 5 mg/L。

2. 5 g/L 焦锑酸钾溶液 焦锑酸钾（AR）2 g 加蒸馏水至 400 mL，置于沸水浴中溶解。冷却后加入 100 g/L KOH 6 mL，混匀。用塑料瓶或涂蜡瓶保存。

3. 10 g/L 四苯硼钠溶液

（1）a 液：$Na_2HPO_4 \cdot 12H_2O$ 7.16 g，加蒸馏水至 100 mL 溶解。

（2）b 液：柠檬酸 2.19 g，加蒸馏水至 100 mL 溶解。

取 a 液 19.45 mL+b 液 0.55 mL 即成缓冲液。取四苯硼钠 1 g 加入此缓冲液 20 mL，再加蒸馏水至 100 mL 摇匀。此液 pH 应在 8.00～8.05。置于冰箱内冷藏保存。

4. 单一显色剂 氧化汞（HgO）150.2 mg 加 HNO_3 30 mL，煮沸 5 min，然后加蒸馏水至 1000 mL，再加硫氰酸铵 88 mg，煮沸 0.5 h。冷却后，溶液以蒸馏水补充至 1000 mL，置于次日加 $Fe(NO_3)_3$ 1 g 即成。

5. 班氏试剂 硫酸铜（$CuSO_4 \cdot 5H_2O$）17.3 g，柠檬酸（$C_6H_5O_7Na_3 \cdot 2H_2O$）173 g，无水碳酸钠 100 g。将 17.3 g 研碎的硫酸铜溶于 100 mL 热水中，冷却后稀释至 150 mL。另取 173 g 柠檬酸钠和 100 g 无水碳酸钠溶解于 600 mL 水中。如不溶可稍加热溶解，将硫酸铜溶液加入其中并稀释至 1000 mL。如溶液浑浊，经过滤，备用。

（何　惠）

第五节　神经系统

实验 17　反射弧的分析

【目的和原理】

神经调节是人体内最重要的调节机制。反射是神经调节的基本方式。完成反射所必需的结构基础称为反射弧，它一般由感受器、传入神经、神经中枢、传出神经、效应器五个部分组成。本实验用脊蛙通过破坏反射弧不同环节与正常对照的对比观察，探讨反射弧的完整性与反射活动的关系。

【实验对象】

青蛙或蟾蜍。

【实验器材和药品】

蛙类手术器械一套、铁支架、双凹夹、棉球、铁钩、玻璃皿或小烧杯、0.5%硫酸溶液、瓷碗等。

【实验步骤】

用剪刀剪去蛙的上颌，保留下颌，注意不要破坏脊髓，然后用铁钩勾住下颌，将脊蛙悬挂在铁支架上。

【观察项目】

1. 观察感受器的作用（左后肢）

（1）用玻璃皿盛0.5%硫酸溶液，将脊蛙左后肢脚趾尖浸入硫酸溶液中刺激，观察有无屈腿反射发生，然后用瓷碗盛自来水洗去皮肤上的硫酸，用蛙布擦干。

（2）绕左后肢在踝关节上方做一环状切口，将足部皮肤完整剥出，再用硫酸刺激（同上步骤），观察有无屈腿反射。

2. 观察传入神经的作用（右后肢）

（1）用玻璃皿盛0.5%硫酸溶液，将脊蛙右后肢脚趾尖浸入硫酸溶液中刺激，观察有无屈腿反射发生，然后用瓷碗盛自来水洗去皮肤上的硫酸，用蛙布擦干。

（2）于大腿背侧中部剪开皮肤，沿坐骨神经沟用玻璃分针分离出坐骨神经，剪断，再刺激（同上步骤），观察有无屈腿反射。

3. 观察神经中枢和传出神经的作用（腹部）

（1）用镊子夹取浸润硫酸的棉球涂擦脊蛙腹部皮肤，分别观察左、右后肢有无搔扒反射，然后用水洗去硫酸。

（2）用探针捣毁脊髓后，用镊子夹取浸润硫酸的棉球涂擦青蛙腹部皮肤，分别观察左、右后肢有无搔扒反射。

【注意事项】

（1）浸入硫酸的部位应限于趾尖，勿让趾尖触及玻璃皿壁。

（2）勿让腿部皮肤触及玻璃皿壁，以免沾上硫酸，产生刺激作用，影响实验结果。

（3）在每个步骤观察完毕后，均应用水洗去皮肤上的硫酸并擦干，排除残余硫酸的刺激作用对实验结果的干扰。

（4）破坏脑组织时注意不要破坏脊髓，否则实验将失败。

【思考题】

（1）剪断坐骨神经后，刺激其外周端，蛙腿会有活动么？为什么？

（2）本实验方法在未来工作中的应用前景如何？

（陈福锋）

实验 18　膈神经放电

【目的和原理】

节律性呼吸运动是呼吸运动中枢节律性活动的反映。呼吸中枢的节律性活动通过传出神经（膈神经和肋间神经）引起膈肌和肋间肌的节律性收缩和舒张活动，从而产生节律性呼吸运动。因此，用电生理方法记录膈神经放电活动情况可以作为反映呼吸中枢节律性活动的一项指标。某些体内外因素对呼吸运动的反射性影响，也能通过记录膈神经放电改变情况得到反映。本实验目的在于观察某些因素引起家兔在体膈神经发放群集性传出冲动的情况，加深对呼吸肌收缩节律来源的认识。

【实验对象】

家兔。

【实验器材和药品】

生物信号采集处理系统、张力换能器、双极引导电极及其固定支架、哺乳类动物手术器械一套、气管插管、液体石蜡、注射器（1 mL、20 mL 各 1 个）、生理盐水、20% 氨基甲酸乙酯溶液或 1% 戊巴比妥钠溶液。

【实验步骤】

1. 手术

（1）麻醉及固定：沿耳缘静脉缓慢注入 20% 氨基甲酸乙酯溶液（5 mL/kg 体重）或 1% 戊巴比妥钠溶液（3 mL/kg 体重），待家兔麻醉后将其仰卧位固定于兔手术台上。

（2）颈部手术：沿颈部正中切开皮肤 5 ～ 7 cm，用止血钳分离皮下组织及肌肉，暴露气管。在其下穿线，于喉下剪开气管。插入气管插管，结扎固定。并分离双侧迷走神经，穿线备用。

（3）分离膈神经：在气管后面，喉头下方约 1 cm 处，可见到较粗的臂丛神经向尾端外侧方向走行，在臂丛的内侧有一条较细的神经，约在颈部下 1/5 处横过臂丛神经并与之交叉，向内侧尾端行走。找到该膈神经后，用玻璃分针将膈神经分离 1 ～ 2 cm，并在神经下面穿线备用。最后用止血钳夹住切口皮肤，向外上牵拉固定，形成一个皮兜。向内滴入温热的液体石蜡保温，防止神经干燥。膈神经用玻璃钩勾起放到引导电极上，膈神经放电经引导电极输入计算机通道，引导电极要适当提高，避免触及周围组织。

（4）将系有线的弯钩大头针钩在胸廓活动较大处的胸壁上，线的另一端系于张力换能器上。随着呼吸，张力换能器将呼吸运动的信号输入计算机通道。

2. 软件操作

启动生物信号采集处理系统信号，在菜单"实验模块（或实验项目）"中选择"呼吸系统"的"膈神经放电"开始实验。或在开始菜单下"信号选择"选择"输入信号"，子菜单中选择"动作电位"信号。（旧的生物信号采集处理系统则在任务栏菜单选择"输入信号"，从"1 通道"子菜单中选择"动作电位"信号。）

【观察项目】

（1）记录正常膈神经放电。记录开始后，屏幕可见清晰的与呼吸运动波形同步的节律性群集放电图形（图7-1），同时通过监听器听到与呼吸运动一致的放电声音。

（2）将CO_2发生器与气管插管连接，观察动物吸入高浓度的CO_2后对呼吸运动及膈神经放电的影响。

（3）将气管插管的一侧管连接约50 cm长的橡皮管，等呼吸平稳后，堵住气管插管的另一侧开口约30 s，观察上述指标的变化情况。

（4）用橡皮管将气管插管的一侧管与充气的20 mL注射器相连，在吸气末先将气管插管的另一侧堵住，立即推注20 mL空气进入肺内，使肺维持扩张状态，观察膈神经放电情况。同样，在呼气末抽气20 mL，使肺维持塌陷状态，观察膈神经放电的变化。

（5）切断迷走神经的一侧，观察呼吸运动及膈神经放电的变化，再切断另一侧迷走神经，观察上述指标又有何改变。

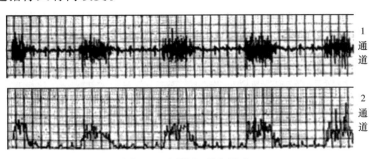

图7-1　膈神经群集放电

1通道为膈神经放电，2通道膈神经放电直方图

【注意事项】

（1）麻醉剂量适度，尽量保持动物安静，以免影响记录。

（2）分离神经要干净，且不能过度牵拉神经，并要注意防止神经干燥。

（3）每项实验做完后，待神经放电和呼吸运动恢复正常后，方可继续下一步实验，即要有前后对照。

（4）膈神经放电的观察是指放电的频率、振幅。呼吸运动的观察是指呼吸的频率和深度。

（5）电极首先放在近中枢端，如果描记不出神经放电，再把引导电极往中枢端移动。

（6）用注射器自肺内抽气时，切勿过多，以免引起动物死亡。

【思考题】

（1）试描述膈神经放电的形式。与减压神经放电形式相比较，有何不同？举例说明。

（2）如何通过实验证明膈神经是传入或传出神经？

（3）试述黑-伯反射的反射弧及其生理意义。

（连　芳）

实验 19　耳蜗微音器电位

【目的和原理】

耳蜗受到声音刺激时，在耳蜗及其附近可记录到一种与声音声学图形相同的、交流性质的电位变化，称为耳蜗微音器电位。这种电位的特点是其波形、频率和位相与刺激的声波完全符合，在一定范围内，振幅随声压的增大而增大；潜伏期极短，小于 0.1 ms，又称为耳蜗微音器效应。耳蜗微音器电位是多个毛细胞在接受声音刺激时产生的感受器电位的复合表现，它是引发听神经纤维动作电位的关键因素。即声音使耳蜗产生微音器电位（感受器电位），引起听毛细胞基底部的递质（可能是谷氨酸或天冬氨酸）释放量的改变，刺激分布在附近的耳蜗传入纤维产生动作电位，兴奋传向听觉中枢，从而产生听觉。耳蜗神经动作电位出现在微音器电位之后，是一串先负后正的双相复合动作电位，一般包括 N_1、N_2 两个负波，属于负相电位，在声音位相改变时仍为负相电位，各波代表潜伏期和起源部位不同的多组神经纤维的同步放电，在一定程度上，电位幅度取决于刺激强度、兴奋的神经纤维数目等因素。

本实验用圆窗引导法记录耳蜗微音器电位，即将引导电极放在豚鼠的内耳圆窗附近，用短声刺激时即可记录到微音器电位。将这一电位变化放大后输入扩音器，可以复制出刺激的声音，故耳蜗就像一个微音器，它能把声波的机械能转变为电能。通过本实验，可以了解耳蜗微音器电位的记录方法，并以此证明耳蜗微音器效应的存在。

【实验对象】

豚鼠（300～400 g）。

【实验器材和药品】

生物信号采集处理系统、哺乳动物常用手术器械一套、微型钻头、电极固定架、银球引导电极（将直径为 0.3～0.5 mm、长约 3 cm 银丝的一端烧熔成球形，另一端焊在稍粗的铜线上，银丝外套细塑料管）、参考电极（可用针灸针）、接地电极（可用一般的注射针头）、20 mL 注射器、纱布、双极刺激电极、20% 氨基甲酸乙酯溶液。

【实验步骤】

1. 麻醉　按 6 mL/kg 体重的剂量给豚鼠腹腔注射 20% 氨基甲酸乙酯溶液进行麻醉。

2. 手术　豚鼠取侧卧位，沿耳廓根部后缘切开皮肤，分离皮下组织，暴露外耳道口后方的颞骨乳突部。用牙科钻、擦针或钟表螺丝刀在乳突上钻一小孔，并仔细扩大至直径 3～4 mm 的骨孔，借助放大镜在光照下经骨孔向前方深处窥视，在相当于外耳道口内侧的深部，可见自下而上兜起的耳蜗底转的后上部分及底转上方的圆窗，圆窗口朝向外上方，其前后径约为 0.8 mm（图 7-2）。

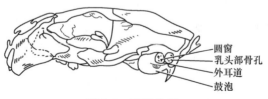

图 7-2　豚鼠头骨

3. 安装电极 将豚鼠侧卧，使其头部咀侧稍向下垂，以便窥视插入电极。小心地将银球引导电极经骨孔向深部插入，使电极头端与圆窗膜接触，应注意不要戳破圆窗，否则外淋巴流出会使耳蜗微音器电位显著减小。把参考电极夹在豚鼠头部伤口的肌肉上，接好各电极的导线，最后将扬声器置于豚鼠的耳旁，进行以下实验。

4. 仪器连接 生物信号采集处理系统的刺激输出端连至置于豚鼠耳旁的扬声器，将引导电极连至生物信号采集处理系统的第 1 通道，生物信号采集处理系统第 1 通道的输出端接至扩音器。

5. 软件操作 开机并启动生物信号采集处理系统。BL-420N 型生物信号采集处理系统在开始菜单下"信号选择"中选择"1 通道"选择"动作电位（神经冲动）"，系统参数设置见表 7-6。（BL-420F 型生物信号采集处理系统则在任务栏菜单选择"输入信号"，"1通道"选择"动作电位"。）

表 7-6 **BL 生物机能实验系统的参数设置**

	1 通道参数	4 通道参数	刺激器参数
处理名称	微音器电位	刺激标记	
DC/AC	AC		
放大倍数	10 000		
下限频率	0.1 s		

【观察项目】

（1）在豚鼠耳旁拍手或讲话，观察显示器上描记曲线的变化，并注意扩音器发出的声音。

（2）观察耳蜗微音器电位：启动刺激器，使扬声器发出短声。通过调节刺激器的输出强度和延迟，观察显示器上出现的刺激伪迹后的微音器电位以及其后面的耳蜗神经动作电位。

（3）将连至扬声器的两条刺激输出导线对调以改变极性，观察豚鼠耳蜗微音器电位、耳蜗神经动作电位的位相有无发生变化。

【注意事项】

（1）麻醉可稍深，手术时注意勿伤及耳蜗，止血要彻底。

（2）乳突上的开孔不要过大。引导电极插入不可太深，一般为 5 mm 左右。

【思考题】

（1）如何鉴别耳蜗微音器电位与耳蜗神经动作电位？

（2）本实验方法在未来工作中可能有哪些应用？

（黄俊杰）

第六节　药物的作用规律

实验 20　影响药物作用的因素

药物在机体内产生的药理作用和效应受药物和机体的多种因素影响，药物的不同给药途径、剂量和剂型以及不同的给药速度等因素引起不同个体的药物代谢动力学或药物效应动力学差异。绝大多数情况下，只是产生药物作用强度或时间的不同，但有时药物作用也会出现"质"的差异，即产生不同性质的反应。

一、不同给药途径对药物作用的影响

【目的和原理】

采用不同的给药途径，会使药物发挥不同的作用。例如，硫酸镁（magnesium sulfate）口服可以导泻和利胆，注射则产生止痉、镇静和颅内压降低的作用。其原因为：口服时，硫酸根和镁离子在肠道难以吸收而造成肠道的高渗环境，抑制肠道水分吸收，在同时大量饮水的情况下，大量水分在肠道蓄积增加肠容积而刺激肠道蠕动增加，导致泻下作用；同时，由于高浓度的硫酸镁刺激肠黏膜，反射性引起胆总管括约肌松弛、胆囊收缩，促进胆囊排空而产生利胆作用。硫酸镁静脉注射给药后，血浆镁离子水平升高，通过拮抗钙离子而发挥中枢抑制作用，同时减少运动神经末梢释放胆碱而阻断外周神经肌肉的传导，使骨骼肌松弛；通过直接作用于血管平滑肌和引起交感神经节冲动传递障碍，使外周血管舒张而降压。本实验主要采用不同给药途径，观察动物对药物的反应有何区别。

【实验对象】

小鼠 5 只，体重 18 ～ 22 g，雌雄兼用。

【实验器材和药品】

小鼠笼、天平、注射器（1 mL）、大烧杯、小鼠灌胃器、10% 硫酸镁溶液、0.5% 戊巴比妥钠溶液。

【实验步骤和观察项目】

1. 硫酸镁不同给药途径对药物作用的影响　取体重相近的小鼠 2 只，编号并称重，观察其正常活动。1 号小鼠腹腔注射 10% 硫酸镁溶液 0.3 mL/10 g，2 号小鼠灌胃 10% 硫酸镁溶液 0.3 mL/10 g。比较两只鼠的呼吸、肌张力及排便情况（表 7-7），并解释为什么会发生不同现象。

表 7-7　硫酸镁不同给药途径对药物作用的影响

鼠号	药物	体积	给药途径	呼吸频率	肌张力	排便情况
1	硫酸镁	0.3 mL/10 g	腹腔注射			
2	硫酸镁	0.3 mL/10 g	灌胃			

2. 戊巴比妥钠不同给药途径对药物作用的影响　取体重相近的小鼠 3 只，编号并称重。

观察小鼠正常活动情况及翻正反射，然后用 0.5% 戊巴比妥钠溶液，分别从不同途径（灌胃、皮下注射、腹腔注射）给药 0.1 mL/10 g，观察小鼠反应，记录小鼠腹腔注射 0.5% 戊巴比妥钠溶液的翻正反射消失及恢复时间，计算睡眠潜伏期和睡眠持续时间（表 7-8）。

表 7-8 戊巴比妥钠不同给药途径对药物作用的影响

鼠号	给药途径	体积（mL/10 g）	翻正反射		睡眠	
			消失时间	恢复时间	潜伏期	持续时间
1	灌胃	0.1				
2	皮下注射	0.1				
3	腹腔注射	0.1				

【注意事项】

将小鼠置于背卧位时，如果超过 30 s 不能翻正，即可认为翻正反射消失。

【思考题】

不同的给药途径，为什么有的药物作用会出现质的差异，有的则产生量的不同？

二、不同剂型对药物作用的影响

【目的和原理】

药物可以制成多种剂型。同一药物由于剂型不同，所引起的药物效应也不相同。例如，在口服制剂中，溶液比片剂、胶囊容易吸收。在注射剂中，水溶性制剂比油溶剂和混悬剂吸收快、起效快。因此，不同药物剂型所含药量虽然相等，但是其药效强度却不尽相同，在具体应用时应注意区分选择。本实验将比较不同剂型药物对小鼠作用的差别，观察胶浆剂延缓药物扩散的作用。

【实验对象】

小白鼠 4 只，体重 18 ~ 22 g，雌雄兼用。

【实验器材和药品】

小鼠笼、天平、注射器（1 mL）、大烧杯、0.1% 氯丙嗪水溶液、0.1% 氯丙嗪阿拉伯胶溶液（含 10% 阿拉伯胶溶液）。

【实验步骤和观察项目】

取小鼠 4 只，随机编号、分组并称重。甲组 2 只鼠背部皮下注射 0.1% 氯丙嗪水溶液 0.2 mL/10 g，乙组 2 只鼠背部皮下注射 0.1% 氯丙嗪阿拉伯胶溶液 0.2 mL/10 g，观察小鼠对药物的反应和活动情况（表 7-9）。

表 7-9 不同剂型氯丙嗪对小鼠中枢抑制效应的比较

分组	药物	给药途径	体积	剂型	现象
甲组	0.1% 氯丙嗪	皮下注射	0.2 mL/10 g	水溶液	
乙组	0.1% 氯丙嗪	皮下注射	0.2 mL/10 g	阿拉伯胶溶液	

【思考题】

给药剂量相同的两种不同的剂型，给药后产生的药效强度是否一样，为什么？

三、不同给药速度对药物作用的影响

【目的和原理】

利用直接观察的方法，以药效出现的快慢做判断指标，比较同一种药物的不同给药速度对小鼠作用的差别。

【实验对象】

小鼠 2 只，体重 18～22 g，雌雄兼用。

【实验器材和药品】

小鼠笼、天平、注射器（1 mL）、大烧杯、1% $CaCl_2$ 溶液。

【实验步骤和观察项目】

取体重相近的小鼠 2 只，编号并称重，观察其正常呼吸、心搏和活动情况。1、2 号鼠分别经尾静脉快速或缓慢注射 1% $CaCl_2$ 溶液 0.25 mL/10 g，观察各小鼠对药物的反应和活动情况（表 7-10）。

表 7-10　不同给药速度对小鼠作用的影响

鼠号	药物	给药途径	体积	注射速度	现象
1	1% $CaCl_2$ 溶液	尾静脉注射	0.25 mL/10 g	快	
2	1% $CaCl_2$ 溶液	尾静脉注射	0.25 mL/10 g	慢	

【注意事项】

（1）腹腔注射一般选取小鼠左下腹，以免针头刺破右侧的肝脏。

（2）给药速度快和慢分别以 15 s 内和大于 2 min 为宜。

四、不同剂量对药物作用的影响

【目的和原理】

尼可刹米为直接兴奋呼吸中枢的中枢兴奋药，剂量过大时可诱发惊厥。药物的作用在一定的范围内与血药浓度呈线性正相关，通过给予不同剂量的尼可刹米，了解药物量效关系。

【实验对象】

小鼠 3 只，体重 18～22 g，雌雄兼用。

【实验器材和药品】

小鼠笼、天平、注射器（1 mL）、大烧杯、0.2% 尼可刹米溶液、2% 尼可刹米溶液、4% 尼可刹米溶液。

【实验步骤和观察项目】

取体重相近、性别相同的小鼠 3 只，随机编号并称重。1、2、3 号鼠分别腹腔注射 0.2%、2%、4% 尼可刹米溶液 0.2 mL/10 g，观察各小鼠对药物的反应和活动情况（表 7-11）。

表 7-11　药物不同剂量对小鼠作用的影响

鼠号	药物	给药途径	体积	现象
1	0.2% 尼可刹米	腹腔注射	0.2 mL/10 g	
2	2% 尼可刹米	腹腔注射	0.2 mL/10 g	
3	4% 尼可刹米	腹腔注射	0.2 mL/10 g	

【注意事项】

动物发生惊厥时要注意避免其从实验台跌落摔伤。

【思考题】

在一定范围内，随着药物剂量的增加，小鼠对药物的反应有何变化？

（陈志泉）

实验 21　传出神经系统药物对麻醉家兔血压的影响

【实验目的】

复习传出神经系统有关内容（分类、递质、受体、胆碱能神经及肾上腺素能神经分布及其生理功能），观察传出神经系统药物对家兔血压的影响，了解不同药物之间的相互作用。

【实验原理】

传出神经系统中的自主神经系统有以乙酰胆碱为递质的副交感神经系统和以去甲肾上腺素为递质的交感神经系统，它们相互作用，相互对抗，维持机体的生理功能平衡。药物影响副交感神经系统和交感神经系统的作用部位主要是递质和受体。通过相应受体的激动剂和拮抗剂对动物血压的影响，间接地定性分析不同组织、不同部位受体的类型和功能。

【实验对象】

家兔 2 ～ 3 kg，雌雄不限。

【实验器材和药品】

兔固定盒、兔手术台、生物信号采集处理系统、压力换能器、螺旋夹、铁支架、气管插管、动脉插管、三通管、动脉夹、头皮静脉针、5 mL 注射器、输液管、输液瓶、哺乳类动物手术器械、肝素注射液、0.001% 乙酰胆碱溶液（ACh）、0.3% 毒扁豆碱溶液、生理盐水、血清、1% 阿托品溶液、0.002% 肾上腺素溶液、0.002% 去甲肾上腺素溶液、0.002% 异丙肾上腺素溶液、0.1% 普萘洛尔溶液、0.04% 酚妥拉明溶液、20% 氨基甲酸乙酯溶液。

【实验步骤】

1. 手术

（1）麻醉：家兔称重后，固定于兔固定盒中，由耳缘静脉缓慢注入20%氨基甲酸乙酯溶液5 mL/kg（应尽量从远心端开始进针），注射过程中注意观察家兔肌张力、呼吸频率及角膜反射的变化，防止麻醉过深。

（2）家兔的固定：麻醉后头皮静脉针用动脉夹固定于兔耳上，并与输液瓶相连（仅用最慢滴速），以保持静脉通路开放，便于后续注射药物。将麻醉好的家兔仰卧位固定于兔手术台上。

（3）气管插管及分离颈部血管和神经：用水抹湿家兔颈部毛发并将毛发剪至装有水的碗内，沿颈部中线剪开皮肤5 ~ 7 cm长，钝性分离皮下组织和浅层肌肉，暴露气管，在气管下穿一条粗线，在喉结下3 ~ 4 cm处用剪刀在气管壁上做一个倒"T"形切口，插入气管插管，结扎固定。将皮肤及皮下肌肉组织向外侧拉开，在深部可见位于气管旁的血管神经束，仔细辨认并小心分离右侧的迷走神经（粗大、易分辨）（图7-3），穿湿丝线备用。然后分离右侧的颈总动脉（与该侧迷走神经伴行，触之有搏动感），穿线备用。

（4）动脉插管：分离左侧颈总动脉3 ~ 4 cm（尽量向远心端分离），先将远心端用线扎牢，再将近心端用动脉夹夹闭，然后在远心端结扎处稍下用眼科剪剪一斜切口，向心脏方向插入已预先注满肝素盐水的动脉插管（注意排空管内全部气泡），并用线将动脉及插管结扎。与换能器相连接，打开靠近动脉端的三通管开关，然后缓慢松开动脉夹，观察血压曲线并描记一段正常血压曲线。

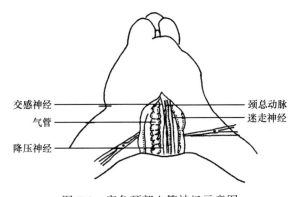

图7-3　家兔颈部血管神经示意图

2. 连接生物信号采集处理系统　将压力换能器的插头连接至系统的第1通道，换能器的两个接口分别接两个三通管开关，直口再接动脉插管。经侧口的三通管开关给压力腔内加满肝素液，并排除全部气泡，排气后两个三通管的开关均处于关闭状态。

（1）在菜单"实验模块（或实验项目）"中选择"循环系统"的"动脉血压的调节"开始实验。或在开始菜单下"信号选择"或"输入信号"（BL-420F生物信号采集处理系统菜单的"1通道"子菜单中选择"血压"信号。）

（2）刺激参数设置：粗电压，连续单刺激，延时0 ms，波宽1 ms，频率30 Hz，强度1为3.0 V。

（3）G、T、F可用默认值（100，DC，30 Hz），必要时可调节量程或G的放大倍数。

（4）扫描速度约 200 ms/div，必要时可根据波型进行调节。

【观察项目】

1. 观察作用于肾上腺素能突触的药物对家兔血压的影响　依次给予下列药物并记录血压变化。

（1）分别静脉注射肾上腺素溶液、去甲肾上腺素溶液及异丙肾上腺素溶液 0.5 mL/kg，观察并记录血压的变化。

（2）血压稳定后，静脉注射酚妥拉明溶液 0.5 mL/kg 后，再分别给予肾上腺素溶液、去甲肾上腺素溶液及异丙肾上腺素溶液 0.5 mL/kg，对比给药前后血压的变化。

（3）血压稳定后，静脉注射普萘洛尔溶液 0.5 mL/kg 后，再分别给予肾上腺素溶液、去甲肾上腺素溶液及异丙肾上腺素溶液 0.5 mL/kg，对比给药前后血压的变化。

2. 观察作用于胆碱能突触的药物对家兔血压的影响　依次给予下列药物观察并记录血压变化。

（1）静脉注射 ACh 溶液 0.1 mL/kg。

（2）刺激迷走神经。

（3）静脉注射 ACh 溶液 0.1 mL/kg + 血清 0.1 mL/kg。

（4）静脉注射 ACh 溶液 0.1 mL/kg + 血清 0.1 mL/kg + 毒扁豆碱溶液 0.05 mL/kg。

（5）静脉注射 ACh 溶液 0.1 mL/kg + 生理盐水 0.1 mL/kg。

（6）静脉注射毒扁豆碱溶液 0.05 mL/kg，观察血压的变化，然后给予 ACh（剂量同 1）及刺激迷走神经。

（7）静脉注射阿托品溶液 0.1 mL/kg，观察血压的变化，然后给予 ACh（剂量同 1）及 10 倍量的 ACh。

【实验结果】

将实验结果记录于表 7-12、表 7-13。

表 7-12　作用于肾上腺素能突触的药物对家兔血压的影响

药物	剂量	血压（mmHg）	
		给药前	给药后
肾上腺素	0.5 mL/kg		
去甲肾上腺素	0.5 mL/kg		
异丙肾上腺素	0.5 mL/kg		
酚妥拉明后肾上腺素	0.5 mL/kg		
酚妥拉明后去甲肾上腺素	0.5 mL/kg		
酚妥拉明后异丙肾上腺素	0.5 mL/kg		
普萘洛尔后肾上腺素	0.5 mL/kg		
普萘洛尔后去甲肾上腺素	0.5 mL/kg		
普萘洛尔后异丙肾上腺素	0.5 mL/kg		

表 7-13　作用于胆碱能突触的药物对家兔血压的影响

药物	剂量	给药前血压（mmHg）	给药后血压（mmHg）
ACh			
刺激迷走神经			
ACh + 血清			
ACh + 血清 + 毒扁豆碱			
ACh + 生理盐水			
毒扁豆碱 + ACh + 刺激迷走神经			
阿托品 + ACh + 10 倍量 ACh			

【注意事项】

（1）注射麻醉药应缓慢、匀速，避免麻醉过深。

（2）要注意保持动脉插管与动脉方向一致，压力换能器与家兔心脏位于同一水平。

（3）每次给药应在上一次药物引起的血压变化基本恢复或平稳后再给。

（4）实验结束后，拔动脉插管前应先结扎近心端，避免大出血，动物处死可用夹闭气管窒息或静推空气栓塞等方法。

【思考题】

（1）试讨论肾上腺素、去甲肾上腺素、异丙肾上腺素对血压作用的异同点。

（2）本实验中怎样验证乙酰胆碱的 M 样作用和 N 样作用？

（董　敏）

实验 22　镇痛药实验

【目的和原理】

吗啡是中枢性镇痛药，有很强的镇痛作用，本实验观察吗啡的镇痛效果。

【实验对象】

小鼠。

【实验器材和药品】

鼠笼、1 mL 注射器、0.1% 吗啡溶液、0.6% 乙酸溶液、生理盐水。

【实验步骤及观察项目】

取小鼠 2 只，称重编号，观察其给药前的正常活动及姿态，甲鼠腹腔注射生理盐水 0.2 mL/10 g，乙鼠腹腔注射 0.1% 吗啡溶液 0.2 mL/10 g。给药 30 min 后，小鼠腹腔注射 0.6% 乙酸溶液 0.5 mL，然后观察 20 min 内各鼠是否发生扭体反应（腹部内凹、后腿伸长、走动摇摆），并计算动物扭体数。汇总实验室各组结果，用以下公式计算吗啡的镇痛百分率。

$$药物镇痛百分率 = \frac{对照组动物扭体数 - 给药组动物扭体数}{对照组动物扭体数} \times 100\%$$

【思考题】

（1）吗啡镇痛的机制是什么？

（2）吗啡作为镇痛药最大的缺点是什么？

（覃斐章）

实验 23　镇静催眠药实验

【目的和原理】

观察药物对小鼠活动的影响，分析不同剂量药物的中枢抑制作用。

【实验对象】

小鼠。

【实验器材和药品】

鼠笼，天平，1 mL 注射器，小剪刀，小镊子，0.3%、1%、1.5% 戊巴比妥钠溶液。

【实验步骤及观察项目】

（1）取小鼠 3 只，称重，编号。

（2）观察给药前小鼠的活动情况及对疼痛的反应。

（3）第 1 只鼠腹腔注射 0.3% 戊巴比妥钠溶液 0.1 mL/10 g，第 2 只鼠腹腔注射 1% 戊巴比妥钠溶液 0.1 mL/10 g，第 3 只鼠腹腔注射 1.5% 戊巴比妥钠溶液 0.1 mL/10 g。

（4）观察给药后 3 只小鼠的活动情况，指标如下：

催眠：翻正反射消失，但痛觉仍然存在，记录小鼠从给药至翻正反射消失达 30 s 的时间及恢复时间（能自动爬行及走动）。

麻醉：翻正反射消失，痛觉消失。

麻痹：当小鼠呼吸停止后，立即剖胸可观察到心脏仍在搏动。

【思考题】

小鼠的致死原因是什么？

（周　燕）

实验 24　药物对肝药酶的诱导作用

【目的和原理】

观察药物对肝药酶的诱导作用。戊巴比妥钠主要在肝内氧化代谢，苯巴比妥可诱导肝药酶活性，使戊巴比妥钠代谢加快，药理作用减弱，表现为催眠潜伏期延长，催眠时间缩短。

【实验对象】

小鼠。

【实验器材和药品】

天平、1 mL 注射器、0.5% 戊巴比妥钠溶液、0.75% 苯巴比妥溶液、生理盐水。

【实验步骤及观察项目】

（1）将小鼠随机分为甲、乙两组。

（2）给甲组鼠腹腔注射 0.75% 苯巴比妥溶液 0.1 mL/10 g，给乙组鼠腹腔注射生理盐水 0.1 mL/10 g，每天一次，连续 2 天。

（3）第 3 天甲、乙两组小鼠均腹腔注射 0.5% 戊巴比妥钠溶液 0.1 mL/10 g。

（4）观察小鼠反应，记录各鼠催眠潜伏期（从腹腔注射戊巴比妥钠溶液到翻正反射消失的间隔时间）和催眠持续时间（从翻正反射消失到恢复的间隔时间）。

【结果处理】

将上述数据记入自行设计的表内，综合全实验室结果，计算各组小鼠催眠潜伏期及催眠持续时间的均数及标准差（$\bar{x} \pm s$），并进行组间对照 t 检验。

【注意事项】

本实验过程中，室温不宜低于 20℃，否则戊巴比妥钠代谢较慢，动物不易苏醒。

【思考题】

（1）药酶诱导剂对戊巴比妥钠催眠作用有何影响?

（2）讨论本实验对临床用药有何意义?

（刘丽敏）

实验 25　药物对肝药酶的抑制作用

【目的和原理】

观察药物对肝药酶的抑制作用。氯霉素是常用的广谱抗生素，也是典型的药酶抑制剂，使肝脏代谢能力降低，从而使戊巴比妥钠的作用增强，表现为催眠潜伏期缩短，催眠时间延长。

【实验对象】

小鼠。

【实验器材和药品】

天平、1 mL 注射器、0.5% 戊巴比妥钠溶液、0.5% 氯霉素溶液、生理盐水。

【实验步骤及观察项目】

（1）将小鼠随机分为甲、乙两组。

（2）给甲组鼠腹腔注射 0.5% 氯霉素溶液 0.1 mL/10 g，给乙组鼠腹腔注射生理盐水 0.1 mL/10 g。

（3）30 min 后，给甲、乙两组小鼠均腹腔注射 0.5% 戊巴比妥钠溶液 0.1 mL/10 g。

（4）观察小鼠反应，记录各鼠催眠潜伏期（从腹腔注射戊巴比妥钠溶液到翻正反射消失的间隔时间）和催眠持续时间（从翻正反射消失到恢复的间隔时间）。

【结果处理】

将上述数据记入自行设计的表内，综合全实验室结果，计算各组小鼠催眠潜伏期及催眠持续时间的均数及标准差（$\bar{x} \pm s$），并进行组间对照 t 检验。

【注意事项】

（1）本实验过程中，室温不宜低于 20℃，否则戊巴比妥钠代谢较慢，动物不易苏醒。

（2）配制氯霉素溶液时可能出现结晶，在水浴中温热溶解后方可使用。

（3）吸取氯霉素溶液的注射器应干燥，否则氯霉素可在注射器中析出结晶，堵塞针头。

【思考题】

（1）氯霉素对戊巴比妥钠的催眠作用有何影响？

（2）药酶抑制剂与主要经肝代谢的药物联合应用时，应注意些什么问题？

（刘丽敏）

实验 26 肝功能对戊巴比妥钠作用的影响

【目的和原理】

观察肝功能损害对戊巴比妥钠作用的影响。戊巴比妥钠主要在肝内代谢失活，肝脏功能状态不同可影响其药理作用发挥的快慢和维持时间的长短，即催眠潜伏期和睡眠持续时间。四氯化碳为一种具有肝毒性的药物，常用于建立中毒性肝炎的动物模型，用于观察肝脏功能状态对药物作用的影响及筛试保肝药。

【实验对象】

小鼠 4 只（体重 18～22 g）。

【实验器材和药品】

天平、1 mL 注射器、手术剪、小镊子、0.5% 戊巴比妥钠溶液、5% 四氯化碳油溶液、生理盐水。

【实验步骤及观察项目】

（1）实验前 48 h 取小鼠 4 只，称重和标记，并随机分为甲、乙两组，每组 2 只小鼠。甲组小鼠皮下注射 5% 四氯化碳油溶液 0.1 mL/10 g，造成肝脏损害；乙组小鼠则皮下注射生理盐水 0.1 mL/10 g。

（2）实验课中甲、乙两组小鼠均腹腔注射 0.5% 戊巴比妥钠溶液 0.1 mL/10 g。

（3）观察小鼠的反应，记录各鼠催眠潜伏期（从腹腔注射戊巴比妥钠溶液到翻正反射消失的间隔时间）和催眠持续时间（从翻正反射消失到恢复的间隔时间）。小鼠苏醒后，将小鼠颈椎脱臼致死，剖腹取出肝脏，比较两组小鼠肝脏大小、颜色和充血程度。

【结果处理】

自行设计表格，记录上述数据，汇总全实验室各组结果，计算各组小鼠催眠潜伏期及催眠持续时间的均数及标准差（$\bar{x} \pm s$），采用 t 检验进行组间比较。

【注意事项】

（1）室温不应低于 20℃，否则动物代谢较慢，药物作用时间延长。

（2）如下课后小鼠仍未苏醒，睡眠时间记录为大于多少分钟。

【思考题】

（1）肝功能损伤对戊巴比妥钠作用有何影响？

（2）简述肝功能不良时临床用药应注意的问题。

（王有琼）

实验 27　半数有效量（ED_{50}）的测定

【目的和原理】

实验目的：了解半数有效量（ED_{50}）的基本概念，并通过测定戊巴比妥钠 ED_{50} 学习 ED_{50} 的测定方法。

实验原理：

1. 戊巴比妥钠为巴比妥类镇静催眠药，用适当剂量给小鼠腹腔注射后产生的催眠效应，常用翻正反射的消失来判断。该指标仅有阳性（催眠）和阴性（不催眠）两种现象，属于质反应。

2. 在药物效应质反应实验中，以对数剂量为横坐标、反应百分率为纵坐标绘图，形成一条对称的"S"形曲线，该曲线的中央部分（50% 反应处）相应的剂量也就是能使群体中半数个体出现某一效应的剂量，通常称为半数效应量。如效应为疗效，则称半数有效量（ED_{50}）；如效应为死亡，则称半数致死量（LD_{50}）。这些数值是表达药物作用强度的重要参数。

3. 测定 ED_{50} 和 LD_{50} 的方法基本一致，只是所观察的指标不同。前者以药效为指标，后者以动物死亡为指标。常用的测定方法有 Bliss 法（正规机率单位法）、Litchfield-Wilcoxon 图解法、Kaerber 面积法、孙氏（孙瑞元）改进的 Kaerber 法（点斜法）及 Dixon-Mood 法（序贯法）等。以下主要介绍孙氏改进的 Kaerber 法和 Bliss 法。

（1）孙氏改进的 Kaerber 法：此法计算相对简捷和精确，因而较为常用，其设计条件是：各组实验动物数相等，各组剂量成等比数列，各组动物的反应率大致符合常态分布。若以 Xm 为最大反应率组剂量的对数，i 为组间剂量比的对数，P 为各组反应率（用小数表示），Pm 为最高反应率，Pn 为最低反应率，n 为实验组数，则：

$$ED_{50}=lg^{-1}[Xm-i\,(\textstyle\sum P-0.5)+ i(1-Pm-Pn)/4] \tag{公式 1}$$

含 0 及 100% 反应率时，

$$\mathrm{ED}_{50}=1\ \mathrm{g}^{-1}[Xm-i\ (\textstyle\sum P-0.5)] \quad\quad （公式 2）$$
$$\mathrm{ED}_{50} \text{ 的 } 95\% \text{ 可信限} = 1\ \mathrm{g}^{-1}(1\ \mathrm{g}\ \mathrm{ED}_{50} \pm 1.96\ S) \quad\quad （公式 3）$$

其中

$$S = i\ (\textstyle\sum P - \sum P^2)/(n-1) \quad\quad （公式 4）$$

（2）Bliss 法：在众多的 ED_{50} 或 LD_{50} 的计算方法中，此法是在数理上最为严谨的一种，但缺点是计算相当烦琐，近年来随着计算机的普遍应用，国内有些单位编制了有关软件，通过计算机软件运算，使复杂而烦琐的计算过程变得简单而容易。目前，我国新药临床前药理毒性学研究指导原则推荐用 Bliss 法进行 LD_{50} 的测定。孙氏改进的 Kaerber 法设计条件同样适用于 Bliss 法。

【实验对象】

小鼠 50 只（体重 18 ～ 22 g）。

【实验器材和药品】

戊巴比妥钠溶液（2.00 mg/mL、2.40 mg/mL、2.89 mg/mL、3.47 mg/mL、4.16 mg/mL）、小鼠笼、天平、0.5 mL 或 0.25 mL 注射器、计算器。

【实验步骤及观察项目】

1. 确定给药剂量　先以少量动物做预试验，以获得小鼠对戊巴比妥钠催眠反应率为 100% 的最小剂量（ED_{100}）和反应率为 0 的最大剂量（ED_0）。然后在此剂量范围内，按等比数列分成几个剂量组（一般 4 ～ 8 组），各组剂量的公比（r）为

$$r = \sqrt[n-1]{\mathrm{ED}_{100}/\mathrm{ED}_0} \quad\quad （公式 5）$$

求得 r 后，自第一剂量组（ED_0）开始乘 r，可得相邻的下一个组的剂量，若共分为 5 个组，各组剂量分别为 ED_0、$r\mathrm{ED}_0$、$r^2\mathrm{ED}_0$、$r^3\mathrm{ED}_0$、$r^4\mathrm{ED}_0$。

2. 给药　取体重 18 ～ 22 g 的健康小鼠 50 只，随机分为 5 个组，每组 10 只，按表 7-14 所列的各组给药浓度分别腹腔注射 10 mL/kg。

3. 记录结果　以翻正反射消失为入睡指标，观察药物的催眠效应，记录各组腹腔注射后 15 min 内睡眠鼠数，填入表 7-14。

表 7-14　戊巴比妥钠 ED_{50} 计算用表

组别	小鼠数	药物浓度（mg/mL）	给药剂量（mg/kg）	对数剂量	催眠鼠数	P	P^2
1	10	2.00	20.0	1.3010			
2	10	2.40	24.0	1.3802			
3	10	2.89	28.9	1.4609			
4	10	3.47	34.7	1.5403			
5	10	4.16	41.6	1.6191			
Σ							

4. 计算

（1）采用孙氏改进的 Kaerber 法相关公式计算。

（2）采用 Bliss 法计算机软件计算。

【注意事项】

（1）随机分组时，可先称各小鼠体重，将体重相同的小鼠放一笼，分别做好标记。再按确定组数查随机数字表分组，使各组平均体重及体重分布尽可能一致。可用苦味酸标记编号。

（2）本实验为定量实验，注射药量必须准确。给药后要仔细观察药物反应，但不可过多地翻动小鼠，以免影响实验结果。

【思考题】

测定药物的 ED_{50} 有何意义？

（韦锦斌）

实验 28　半数致死量（LD_{50}）的测定

【目的和原理】

了解半数致死量（LD_{50}）的基本概念并通过测定士的宁 LD_{50}，学习 LD_{50} 的测定方法。

LD_{50} 是指 50% 的实验动物死亡时对应的剂量，是衡量药物急性毒性的重要参数之一。LD_{50} 测定的方法和原理与 ED_{50} 测定基本相同，区别在于测定 LD_{50} 的观察指标是死亡和生存。

【实验对象】

小鼠（体重 18 ~ 22 g），雌雄各半。

【实验器材和药品】

天平、1 mL 注射器、鼠笼、0.01% 士的宁溶液、苦味酸。

【实验步骤及观察项目】

采用孙氏改进的 Kaerber 法设计条件进行实验。

1. 方法要求的条件

（1）组间剂量等比：剂量间距不宜过大 [多按 1 :（0.6 ~ 0.8）]。

（2）剂量组数不少于 4 组（即 $n \geq 4$）。

（3）死亡率（P）：最小剂量组死亡率不超过 20%，最大剂量组死亡率不小于 80%。

2. 预试死亡剂量范围　取小鼠 9 只，随机分 3 组，各组间剂量按等比排列 [剂量距离按 1 :（0.6 ~ 0.8）进行，剧毒药按 1 : 0.9 分组]。反复几次，初步测出动物死亡率在 0 ~ 100% 的剂量范围。

3. 确定组间剂量公比（γ）　经预试验后，可知死亡率为 100% 的最小剂量（b）和死亡率为 0 的最大剂量（a），按公式求 γ：

$$\gamma = \sqrt[n]{b/a} \qquad （n = 组数，则各组剂量分别为 a、a\gamma、a^2\gamma\cdots\cdots）$$

4. 正式实验 通常取 50 只小鼠（每组 10 只，按随机分组法分 5 组），每组给一个剂量，观察 1 ~ 3 天各组死亡数。

5. 计算 LD$_{50}$

（1）采用孙氏改进的 Kaerber 法相关公式计算。

各组死亡率按下面公式计算：

$$LD_{50} = l\,g^{-1}[Xm - i\,(\sum P - 0.5)]$$

其中，P 为各组死亡率（用小数表示，如 100% 应写为 1.0）；$\sum P$ 为各组动物死亡率的总和；$i = \log\gamma$；Xm 为最大剂量组的剂量对数。

$$LD_{50} \text{ 的 95\% 可信限} = l\,g^{-1}(X_{50} \pm 1.96\,SX_{50})$$

其中，$X_{50} = l\,gLD_{50}$，SX_{50} 为 $l\,gLD_{50}$ 的标准误：

$$SX_{50} = i \times \sqrt{(\sum P - \sum P^2)/(n-1)}$$

最后以 LD$_{50}$ 和 LD$_{50}$ 的 95% 可信限出报告。

（2）采用 Bliss 法计算机软件计算。

附例：某药给予小鼠肌内注射，经预试验 100 mg/kg 组无死亡，400 mg/kg 组全部死亡，要求每组 10 只鼠，共 5 组设计，$\gamma = 1.4$，结果如表 7-15 所示，求 LD$_{50}$ 及 LD$_{50}$ 的 95% 可信限。

表 7-15　某药 LD$_{50}$ 计算用表

组别	给药 mg/kg	剂量 lg	动物只数	3 天内死亡数	死亡率 百分数	P	P^2
1	100		10	0			
2	140		10	2			
3	196		10	3			
4	274.4		10	6			
5	384.2		10	9			

$i = \log\gamma$ 　　　　　　　$\sum P =$ 　　　　　　　$\sum P^2 =$

【思考题】

LD$_{50}$ 的测定有何意义？

（韦锦斌）

实验 29　药物血浆半衰期的测定

【目的和原理】

绝大多数药物在体内按一级动力学的规律消除，如以药物血浓度的对数值为纵坐标，时间为横坐标，其时量关系呈一直线，该直线的方程式为 $\log C_t = \log C_0 - Kt/2.303$。因此，按给药后各时间测出的血药浓度数据在对数坐标纸上作点，顺着各点的分布趋势作一回归直线，由回归直线上任意两点的坐标算出斜率 B，再根据 $B=-K/2.303$ 求出 K 值，通过 $t_{1/2}=0.693/K$ 可算出 $t_{1/2}$ 值，此外，也可通过作图法直接查出 $t_{1/2}$ 值。水杨酸钠可与 $FeCl_3$ 生成一种紫红色的络合物，该络合物在波长 525 nm 下比色，其光密度（OD）与水杨酸钠浓度成正比。本实验以水杨酸钠为例，学习测定药物血浆半衰期（$t_{1/2}$）的基本方法，并思考其实际应用的意义。

【实验对象】

家兔一只，体重 2 ～ 3 kg。

【实验器材和药品】

20% 氨基甲酸乙酯溶液、10% 水杨酸钠溶液、10% $FeCl_3$ 溶液（0.1 NHCl 配制）、500 U/mL 肝素溶液、生理盐水（NS）、注射器及针头、加样器、吸管、吸球、试管、试管架、50 mL 烧杯、玻璃记号笔、721 型分光光度计、台式离心机、兔手术台、手术器械 1 套。

【实验步骤及观察项目】

（1）取试管 6 支，按 0 ～ 5 编号，其中 0 管加入生理盐水 3 mL，其余各管加入生理盐水 4 mL。

（2）取家兔一只称重，从耳缘静脉头皮针留置处缓慢注入 20% 氨基甲酸乙酯（乌拉坦）溶液 5 mL/kg，将麻醉好的动物仰卧位固定于兔手术台上，并从头皮针慢速静滴生理盐水，保持针头通畅。分离一侧颈总动脉，穿两根缝合线备用。先用动脉夹夹闭近心端并结扎远心端，然后在远心端结扎处稍下方剪一小口，插入已充满 500 U/mL 肝素溶液的动脉插管并结扎固定。

（3）从三通管往耳缘静脉方向注入 500 U/mL 肝素溶液 1 mL/kg，致全身肝素化抗凝，从动脉插管三通管处放血至烧杯，并准确抽取药前血 0.2 mL 注入 1 号管中作为药前对照管。

（4）从耳缘静脉三通管往静脉方向注入 10% 水杨酸钠溶液 2 mL/kg。分别于给药后 5、15、30、60 min 从三通管（动脉方向）放血，并准确吸取血样 0.2 mL 于 2、3、4、5 号管中，摇匀，静置，记录取到血样的时间。

（5）各试管离心 5 min（2500 ～ 3000 r/min），精确吸取上清液 3 mL 分别放入另一组编好号的试管中，每管加 10% $FeCl_3$ 0.2 mL 摇匀显色。

（6）在 721 型分光光度计 525 nm 波长下以 0 号管调零，测定各管的光密度值（OD），见表 7-16。

表 7-16 水杨酸钠血药浓度测定步骤

加样品	管号（取血时间）					
	0（空白）	1（药前）	2（5 min）	3（15 min）	4（30 min）	5（60 min）
NS（mL）	3	4	4	4	4	4
血样（mL）	—	0.2	0.2	0.2	0.2	0.2
充分摇匀，离心 5 min，取上清液						
上清液（mL）	—	3	3	3	3	3
10% $FeCl_3$（mL）	0.2	0.2	0.2	0.2	0.2	0.2
各管摇匀后静置 5 min，用光度计比色测定 OD_{525} 值						

因三通管内含有上次残存血样，所以每次取血时应反复抽吸 2 ～ 3 次。

（7）可选用以下介绍的 3 种方法中的一种计算 $t_{1/2}$ 值。

【结果处理】

方法 1：按表 7-17 及公式处理结果，计算 $t_{1/2}$ 值。

表 7-17　实验结果

管号	t（时间）	C（浓度）	$\log C$	$T\log C$	T^2
3					
4					
5					
$\sum$					

$(\sum T)^2 =$　　　　　$\sum T \cdot \sum \log C =$　　　　$n =$　　　　$\sum(T\log C) =$

B（斜率）$= \dfrac{n\sum(T\log C) - \sum T \cdot \sum \log C}{n\sum T^2 - (\sum T)^2} =$

由此　　$K = -2.303 \cdot B =$

从而　　$t_{1/2} = 0.693/K =$

方法 2：将实测 OD 值直接代入 Excel 血浆半衰期统计表中计算 $t_{1/2}$ 值（已安装在实验室计算机内）。

方法 3：用作图法求出，在半对数坐标纸上，以时间为横坐标（等方格），血药浓度为纵坐标（对数值），将 4 次测算的 C 值作点连线，即为药时曲线，在此线上找出血药浓度下降一半所对应的时间即为该药的 $t_{1/2}$。

附：水杨酸钠标准曲线的制备及回归方程的计算

根据不同浓度所得到的 OD 值求出直线回归方程，要求相关系数 $r \geqslant 0.999$，见表 7-18。

表 7-18　水杨酸钠标准曲线制备步骤

管号	1	2	3	4	5	0
NS（mL）	3	3	3	3	3	3
0.01% 水杨酸钠标准液（mL）			3 →（按倍比稀释）			
10%FeCl$_3$ 溶液（mL）	0.2	0.2	0.2	0.2	0.2	0.2
			摇匀后静置 5 min，用 721 型分光光度计比色测定 OD 值			

标准曲线制备及回归方程计算举例如下：

管号	0	1	2	3	4	5
水杨酸钠浓度（mg%）	0 管调零	5	2.5	1.25	0.625	0.313
OD$_{525}$	—	0.393	0.228	0.136	0.095	0.060

直线回归方程：Y（浓度）$= -0.005 + 15.291\,x$（OD）$(r = 0.9998)$

【注意事项】

（1）为避免高浓度的水杨酸钠沾染采血器具，影响实验结果，凡接触过药品的实验者及其使用过的注射器、吸头、反应皿等器具均应用自来水冲洗干净，注射器、吸头、反应皿可再用生理盐水清洗晾干，以便下次采血使用。

（2）准确记录每次采血时间（以取到血样时为准，每次可提前做好采血准备）。

（3）每次取血前，要先将动脉插管中的残血放掉。

【思考题】

测定药物的 $t_{1/2}$ 有何临床意义？

（王　辉）

第八章　人体机能实验

实验 30　人体心音听诊

【目的和原理】

瓣膜关闭、心肌舒缩、血液流速改变及形成的涡流等因素引起的振动经组织传递到胸壁，若将听诊器置于受试者心前区的胸壁上，可听到传递到胸壁的心音。在每一个心动周期中一般都可以听到两个心音，即第一心音和第二心音。本实验学习心音听诊方法，了解正常心音特点及其产生原理，为临床听诊心音奠定基础。

【实验对象】

人。

【实验器材和药品】

听诊器。

【实验步骤及观察项目】

1. 确定听诊部位

（1）受试者解开上衣，面向亮处静坐。检查者坐在受试者对面。

（2）参照图 8-1，认清心音听诊各个部位。

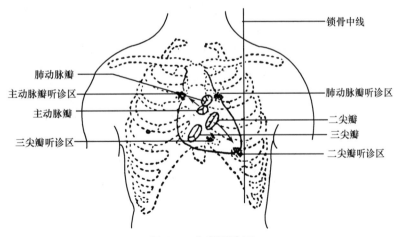

图 8-1　心音听诊区

二尖瓣听诊区：心尖部，即位于左锁骨中线与第五肋间交点稍内侧（心尖搏动处）。

三尖瓣听诊区：胸骨右缘第四肋间或胸骨剑突下。

主动脉瓣听诊区：胸骨右缘第二肋间。

肺动脉瓣听诊区：胸骨左缘第二肋间隙。

2. 听心音

（1）检查者藏好听诊器，以右手的拇指、食指轻持听诊器，平置于受试者胸壁上（不要过紧或过松）。按二尖瓣、主动脉瓣、肺动脉瓣及三尖瓣听诊区顺次进行听诊。

（2）区分两个心音：①第一心音音调较低，持续时间长，在心尖部听得最清楚；第二心音音调较高，持续时间较短，在心底部听得最清楚。②第一心音与第二心音的时间间隔小于第二心音与下一个心音周期的第一心音之间的间隔。③第一心音与心尖搏动（或与颈动脉搏动）同步。

【注意事项】

（1）室内保持安静。如果呼吸音影响听诊，可嘱受试者暂停呼吸。

（2）听诊器的耳器方向应与外耳道一致（向前方）。胶管勿与他物摩擦，以免产生杂音，影响听诊。

【思考题】

（1）试述第一心音、第二心音的产生机制。

（2）心音听诊有何临床意义？

（庞勇军）

实验 31 人体动脉血压的测定

【目的和原理】

学习听诊法间接测定人体动脉血压的原理与方法，并准确测量人体肱动脉的收缩压和舒张压。

人体动脉血压测量为间接测定法。其原理是：通过血压计的袖带在动脉外施加压力，改变血管口径和血流，产生不同的声音，根据听诊音的变化来判断血压的数值。通常血液在血管内流动时没有声音，但当血流经过狭窄处形成涡流时，则发出声音。当缠于上臂袖带内的压力超过收缩压时，完全阻断了肱动脉内的血流，此时听不到声音也触不到该侧桡动脉脉搏。当袖带内压力比肱动脉的收缩压稍低的瞬间，血液在动脉压的作用下，通过被压而变窄的肱动脉，形成涡流，通过听诊器可在肱动脉远端听到声音，同时可触及桡动脉脉搏。此时袖带内的压力读数（检压计）即为收缩压。袖带内压力越接近于舒张压，通过的血流量则越多，并且血流持续时间越长，听到的声音也越来越强而清晰，当袖带内压力降至等于或稍低于舒张压的瞬间，血管内血流由断续变为连续，声音突然由强变弱或消失，脉搏随之恢复正常，此时袖带内压力读数即为舒张压。

【实验对象】

人。

【实验器材和药品】

血压计，听诊器。

【实验步骤和方法】

1. 熟悉血压计的结构（图 8-2）   血压计由检压计、袖带和橡皮球三部分组成。血压计的检压计是一个标有 0 ～ 40 kPa（0 ～ 300 mmHg）刻度的玻璃管，上端通大气，下端与水银储槽相通。袖带是一个外包布套的长方形橡皮囊，借橡皮管分别和检压计的水银储槽及橡皮球相通，气球是一个带有放气阀的球状橡皮囊，供充气或放气使用。

2. 测量动脉血压的方法（图 8-3）

（1）让受试者脱去一臂衣袖（常取右上臂，右上臂的动脉血压常较左上臂的高出 0.67 ~ 1.33 kPa，即 5 ~ 10 mmHg），静坐 5 min 以上。

（2）旋松血压计上橡皮球的放气阀，驱出袖带内的残留气体，然后将放气阀旋紧。

（3）受试者右上臂平放于桌上，手掌向上，使上臂与心脏位置等高（坐位时平第四肋间），将袖带缠于该上臂，使袖带下缘至少位于肘关节上 2 cm，袖带松紧适宜，开启水银槽开关。

（4）将听诊器两耳器塞入检测者外耳道，务必使耳器的弯曲方向与外耳道一致（朝外方向）。

（5）用手指触及受试者肘窝内侧肱动脉脉搏所在部位，并将听诊器胸件放置其上。

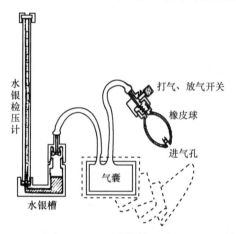

图 8-2　血压计结构示意图

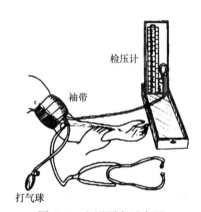

图 8-3　血压测定示意图

【观察项目】

1. 测量收缩压　挤压橡皮球将空气打入袖带内，使检压计水银柱逐渐上升到听诊器听不到脉搏音为止，继续打气使水银柱再升 2.67 ~ 4 kPa（20 ~ 30 mmHg），一般打气至约 24 kPa（180 mmHg）。随即松开气球放气阀，徐徐放气，其速度以每秒下降 0.27 ~ 0.67 kPa（2 ~ 5 mmHg）为宜。在水银柱缓慢下降的同时仔细听诊，当听到"嘣嘣"样的第一声脉搏音时，此时检压计上所示水银柱刻度即代表收缩压。

2. 测量舒张压　使袖带继续缓慢放气，这时声音有一系列的变化，先由低而高，而后由高突然变低，最后则完全消失。在声音由强突然变弱这一瞬间，检压计上水银柱所示刻度即代表舒张压；也可用声音突然消失时检压计上水银柱所示刻度表示之。若以后者表示舒张压时，需另加 0.67 kPa（5 mmHg）。

血压的表示方法：如收缩压为 14.6 kPa（110 mmHg），舒张压为 9.33 kPa（70 mmHg）时，用 14.6/9.33 kPa 或 110/70 mmHg 表示。

【注意事项】

（1）室内必须保持安静，以利听诊。

（2）受试者无论采取坐位或卧位，上臂都必须与心脏位于同一水平。

（3）袖带应平整地缠绕于上臂中部，松紧适宜。听诊器胸件置于肱动脉搏动处时，不可压得太重，不可与袖带接触，更不可压在袖带下进行测量。

（4）动脉血压通常连测 2～3 次，取其最低值。每次测量应在半分钟内完成，否则将影响测试结果。

（5）发现血压超出正常范围时，应让受试者休息 10 min 后复测。在受试者休息期间，可将袖带解下。重复测定时，袖带内的压力必须降至零后休息片刻再打气。

（6）使用血压计时把水银槽的开关置于"开"位置，血压计用毕，把血压计向水银槽方向倾斜，将水银送回水银槽并将水银槽开关置于"关"的位置，防止水银外漏。然后将袖带内气体驱尽，卷好袖带放置盒内，合上外盒时应防止玻璃管折断。

【思考题】

（1）如何判定收缩压和舒张压？

（2）为什么不能在短期内反复多次测量血压？

（3）哪些因素会影响动脉血压的测定？

（4）测量血压时，测左侧上肢与右侧上肢所得的血压值是否相同？

（辛　敏）

实验 32　人体体表心电图

【目的和原理】

机体的组织及体液中含大量可导电的电解质，形成一个容积导体，心脏就在其中活动。正常情况下心肌的兴奋起源于窦房结，通过特殊传导组织传导到每个心肌细胞。心脏兴奋时产生的生物电变化，通过心脏周围容积导体传导到体表。如在体表按一定的引导方法，可将心脏电位变化记录下来，即心电图（electrocardiogram，ECG）。ECG 反映了心脏兴奋的产生、传播及恢复过程中的规律性的生物电位变化。由于引导电极位置和导联方式不同，心电图的波形可有所不同，但一般都有 P、QRS 和 T 三个波及 P-R、Q-T 两个间期。P 波代表心房去极化过程；QRS 波群反映了心室去极化过程；T 波则表示心室复极化过程。P-R 间期为心房兴奋传导至心室所需要的时间；Q-T 间期表示心室开始去极化到完成复极，恢复到静息电位所需要的时间。可见 ECG 反映了整个心脏兴奋的产生、传播和恢复过程中的生物电变化。因此 ECG 可用来直接判断心脏的电活动是否正常，并对于推测心脏的功能及病理变化具有重要的参考价值。

本实验的目的是学习人体心电图的描记和分析方法，理解正常人体心电图三个波形及两个间期的生理意义。进一步理解心肌的电生理特性及其生理意义。

【实验对象】

人。

【实验器材和药品】

BL-420N 生物信号采集处理系统、检查床、75% 乙醇溶液。

【实验步骤及观察项目】

1. 计算机的准备　连接好地线、电源线和心电图的导线。打开计算机的电源，启动计算机。通过主菜单进入 BL-420N 生物信号采集处理系统，在子菜单的"循环实验"选项中选择"全导联心电图"项单击，此时会弹出一个"心电导联选择"对话框，单击"确定"，等待心电显示。四个生理信号显示通道分别显示四种不同导联的心电图。它们分别是：第一通道——右上肢，第二通道——左上肢，第三通道——左下肢，第四通道——胸导联。

2. 安装 ECG 的引导电极　让受检者仰卧、安静、肌肉放松。用 75% 的酒精棉球擦洗手腕、足踝及胸前壁电极接触处的皮肤，并分别在手腕、足踝及胸前壁放置、固定引导电极。按顺序接上心电图的导线。导线的连接顺序为：红线——右上肢，黄线——左上肢，绿线——左下肢，白线——胸前壁，黑线——右下肢。

3. 记录心电　BL-420N 生理信号采集处理系统采用了两种记录心电的方法，分别为单导联和全导联心电的记录方法。可依次记录 I、II、III、aVR、aVF、aVL、V_1、V_2、V_3、V_4、V_5、V_6 导联的心电图（图 8-4）。

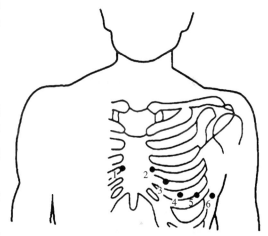

图 8-4　胸导联的电极位置

（1）单导联心电的记录：在实验中若只记录一个导联的心电，则选用该方式。记录时需将普通信号输入线按心电导联的连接方式连接在不同的肢体上，信号输入线插在所需通道上，调节好仪器的各项参数，就可在该通道上记录出该导联的心电。

（2）全导联心电的记录：如果需要同时记录四个导联的心电，则选用该方式。按照全导联心电的记录方式连接各导联，计算机内部将对这些独立通道的心电信号自动合成。四个通道显示不同导联的心电，各通道所显示的心电导联可以通过对话框自行调节。如果不需要记录胸导联的心电，则不必连接第四通道的信号输入线。

4. 心电图的测量与分析　通过反演功能将储存于计算机的结果显示在屏幕上，并对其进行处理和分析（图 8-5）。测量手段是用 BL-420N 生理信号采集与处理系统主界面上的工具条中的"区间测量"和"两点测量"程序进行。

对所记录的 ECG 要辨认出 P 波、QRS 波群、T 波和 P-R 间期、Q-T 间期和 S-T 段，然后进行测量和分析。

（1）波幅（电压）的测量：凡向上的波形，其波幅应从基线的上缘测量至波峰的定点；凡向下的波形，波幅应从基线的下缘测量至波谷的底点。

（2）时程的测量：BL-420N 生理信号采集处理系统将自动显示时间。

（3）心率的测定：心率的正常值为 50 ～ 100 次 /min。

心率的计算方法：

$$心率 = 60/P\text{-}P 或 P\text{-}R 间隔时间（s）$$

若 P-P 或 P-R 间隔时间不等，可将 5 个 P-P 或 P-R 间隔时间相加后取其平均值。

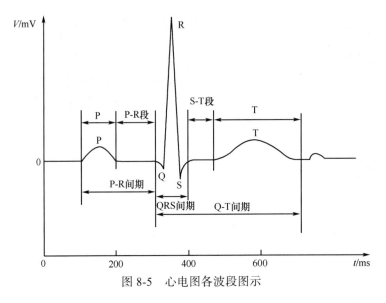

图 8-5　心电图各波段图示

（4）心律的分析：包括判定主导节律、心律是否规则、有无期前收缩及异位节律等。窦性心律的 ECG 表现：标准Ⅱ导联中的 P 波直立，aVR 导联中的 P 波倒置，P-R 间期＞0.12 s。如果心电图中最大的 P-P 间隔和最小的 P-P 间隔时间相差在 0.12 s 以上，则称为窦性心律不规则或窦性心律不齐。

（5）心电图各波段的分析：将测量的标准Ⅱ导联的 P 波、QRS 波群、T 波的时间和电压（幅值）、以及 P-R 间期和 Q-T 间期与各波段的正常值（表 8-1）进行比较分析。

表 8-1　心电图各波段的正常值及其特征

名称	时间（s）	电压（mV）	形态
P 波	≤ 0.11	Ⅰ、Ⅱ、Ⅲ、aVF、aVL ＜ 0.25 $V_1 \sim V_5$ ＜ 0.15 V_1、V_2 双向时其总电压＜ 0.2	Ⅰ、Ⅱ、aVF、aVL、$V_4 \sim V_6$ 直立，aVR 倒置，Ⅲ、aVL、$V_1 \sim V_3$ 直立、平坦、双向或倒置
P-R 间期	0.12 ～ 0.20		
QRS 波	Q ＜ 0.04 总时间为 0.06 ～ 0.10	Q ＜ 1/4（以 R 波为主的导联） R_{aVR} ＜ 0.5 R_{aVL} ＜ 1.2 R_{aVF} ＜ 2.0 R_{V1} ＜ 0.1；$V_{1R/S}$ ＜ 1 R_{V5} ＜ 2.5 mV；$V_{1R/S}$ ＞ 1 R_{V1}＋S_{V5} ＜ 1.2 R_{V5} ＜ R_{V1} ＜ 4.0（男） 　　　　　＜ 4.0（女）	aVR 呈 QR、RS 或 RSR′型 V_1 呈 RS 型 V_5 呈 RS、QRS、QR 或 R 型
S-T 段		Ⅰ、Ⅱ、aVF、aVL、$V_4 \sim V_6$ 抬高不超过 0.1 mV，压低不超过 0.05 mV，$V_1 \sim V_3$ 抬高不超过 0.3 mV	
T 波		＞ 1/10 R（R 波为主的导联）	Ⅰ、Ⅱ、$V_4 \sim V_6$ 直立，aVR 倒置，Ⅲ、aVL、$V_1 \sim V_3$ 直立、平坦、双向或倒置
Q-T 间期	＜ 0.40		
U 波	0.1 ～ 0.3	肢导联＜ 0.05 心前导联＜ 0.03	其方向应与 T 波一致

注：P-R 间期、Q-T 间期的正常值与心率有关。

【注意事项】

（1）描记心电图时，受试者应尽量放松，冬季气温低时应注意保暖，避免寒冷产生肌电干扰。电极要紧贴皮肤，防止记录过程中电极脱落。

（2）记录心电图时，先将基线调至中央。基线不稳或有干扰时，应排除后再进行描记。

（3）测量波幅幅值时，注意向上波应测量基线上缘至波峰顶点距离；向下波测量基线下缘至谷底距离。

【思考题】

（1）正常心电图有哪三个波和哪两个间期？它们各表示什么生理意义？

（2）为什么不同导联引导出来的心电图波形有所不同？

（3）为什么正常心电图中 T 波方向和 QRS 波群主波方向一致？

（4）试述心室肌细胞动作电位与心电图的 QRS-T 波的时间关系。

（黄俊杰）

实验 33 声音的传导途径

【目的和原理】

比较声音的空气传导和骨传导途径的特征，是临床上常用来鉴别传导性耳聋和神经性耳聋的一种方法。正常人内耳接受的声波刺激主要由外耳道、鼓膜、听骨链传入，称为空气传导，亦可经颅骨、耳蜗骨壁传入内耳，称为骨传导。正常人空气传导的功效远远大于骨传导。

【实验对象】

人。

【实验器材和药品】

音叉（频率为 256 Hz 或 512 Hz）、秒表、直尺、橡皮锤、棉球。

【实验步骤及观察项目】

1. 比较同侧耳的空气传导和骨传导（任内试验）

（1）保持室内安静，受试者坐位。检查者敲响音叉后，立即将音震动的音叉柄置于受试者一侧颅骨乳突部，此时受试者可听到音叉震动的嗡嗡声（骨传导），且声响随时间延续而逐渐减弱，至听不到。一旦声音听不到，检查者立即将音叉移至受试者同侧外耳道口 1 cm 处，此时受试者可听到声音（空气传导）。相反，如将震动的音叉先置于外耳道口处，待听不到声音时，再将音叉柄置于同侧颞骨乳突部，受试者将仍听不到声音。表明正常人的空气传导时间比骨传导时间长，临床上称为任内试验阳性。

（2）用棉球塞住同侧外耳道（空气传导障碍），重复上述实验，会出现空气传导时间等于或小于骨传导时间，此为任内试验阴性。

2. 比较两耳的骨传导（魏伯试验）

（1）将敲响的音叉柄置于受试者前额正中发际处，比较两耳感受到的声音响度。正常人两耳感受到的声音响度是相等的。

（2）用棉球塞住一侧外耳道，重复上述试验，比较两耳感受到的声音响度有何不同。

【注意事项】

（1）敲响音叉不要用力过猛，可在手掌或大腿上敲击，切忌在坚硬物体上敲击。

（2）在操作过程中只能用手指持住音叉柄，避免叉臂与皮肤、毛发或其他任何物体接触。

（3）音叉应垂直置于外耳道口，叉支末端与外耳道口水平并相距 1 ～ 2 cm，振动方向应对准外耳道口。

【实验结果与思考题】

思考任内试验及魏伯试验的临床意义。

附表 8-2：

表 8-2　任内试验及魏伯试验两种方法的比较

检查方法	结果	说明	判断
任内试验	阳性	气传导>骨传导	正常耳
	阴性	气传导<骨传导	传导性耳聋
魏伯试验	两侧相同	两侧骨传导相同	正常耳
	偏向患侧	患侧气传导干扰减弱	患侧传导性耳聋
	偏向健侧	患侧感音功能丧失	对侧神经性耳聋

（韦　娇　李柯桦）

实验 34　视 力 测 定

【目的和原理】

学习使用视力表测定视力的原理和方法。

视敏度或视力是指能分辨物体细微结构的能力，测定视敏度可了解眼球屈光系统和视网膜的功能。以能分辨空间两点间的最小距离为衡量标准。此二点的光线射入眼时，在节点交叉所形成的夹角称为视角。一般规定，当视角为 1 分角时，能辨别两个可视点或看细致形象的视力为正常视力。视力测定就是测定受试者分辨两点所需的最小视角。对数视力表：表由 14 行 "E" 排列而成，自上而下逐级缩小；每排字母的大小在规定距离上，对眼都形成 5 分角；字母每一笔划的宽度以及每划间的距离，都与眼形成 1 分角（图 8-6）。

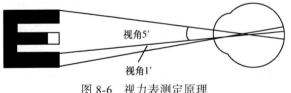

视角5′

视角1′

图 8-6　视力表测定原理

标准对数视力表视力记录方法：视力 =5–lga（5 cm 处看清物体的视角），单位为分。

通常检查时，是用固定距离的方法，在 5 m 远处看视力表。单眼能看清第 11 行上的 "E" 字缺口的方向者，视力正常（表 8-3）。

表8-3 标准视力对数表各行排字距离及视角

排数	1	2	3	4	5	6	7	8	9	10	11	12	13	14
设计距离（m）	50	39.72	31.55	25.06	19.91	15.81	12.56	9.98	7.93	6.30	5	3.97	3.15	2.51
视角 a（分）	10	7.94	6.31	5.01	3.98	3.16	2.51	1.99	1.58	1.26	1	0.79	0.63	0.5

【实验对象】

人。

【实验器材和药品】

标准对数视力表、指示棍、遮眼板、米尺。

【实验步骤及观察项目】

（1）视力表挂在光线充足均匀的地方，受试者站在距表5 m远处。视力表上第十一行（5.0）视标的高度应与受试者眼的高度在同一水平上。

（2）受试者用遮眼板遮住一只眼，另一只眼看视力表并按实验者的指点从表的第一行开始，依次指向各行，让受试者说出各行符合的缺口的方向，直到能辨认清楚最小的视标缺口方向为止。此时视标右边所标的数字，即代表受试者该眼的视力。

（3）如视力低于4.0时，即在5 m距离不能辨别最大视标时，令受试者向视力表方向移近，到能辨别最大视标时停止，测定其与视力表的距离，按以下公式计算：

$$受试者视力 = 0.1 \times \frac{受试者与视力表距离（m）}{5m}$$

（4）用同样方法测定另一只眼的视力。

【思考题】

（1）视力检测有何临床意义？

（2）试述近视眼形成的可能原因。

（韦 娇 李柯桦）

实验 35 视 野 测 定

【目的和原理】

视野是单眼固定注视正前方某一点时，该眼所能看到的空间范围。人脑接受来自视网膜的传入信息，进行分辨和整合后，可以看清视野内发光或反光物体的轮廓、形状、大小、颜色、远近和表面细节等情况。在相同条件下，不同颜色的视野范围各不同，这与面部结构和具有不同感光特性的感光细胞在视网膜上的分布有关。临床检查视野可了解整个视网膜的感光功能、判断视觉传导通路及视觉中枢的机能。本实验学习测定视野的方法并思考视野检测的意义。

【实验对象】

人。

【实验器材】

视野计，红、白、绿视标，视野图纸，铅笔。

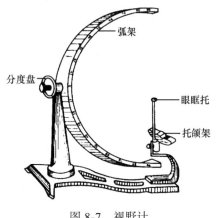

图 8-7 视野计

【实验步骤及观察项目】

（1）在明亮光线下，受试者下颌放在托颌架上，眼眶下缘靠在眼眶托上，调整托颌架高度，使眼恰与弧架中心点在同一水平。遮住一只眼，另一只眼凝视弧架中心点，进行测试（图 8-7）。

（2）实验者将白色视标紧贴弧架，并从其一侧周边向中央缓缓移动，直到受试者刚能看到为止。记下此时视标所在部位的弧架上所标的度数。将视标稍移回一些，重复一次，待结果一致时，将视标所在弧架上的度数划在视野图纸的相应纬度上。按相同方法测出对侧的度数，亦标在视野图纸的相应经纬度上（图 8-8）。

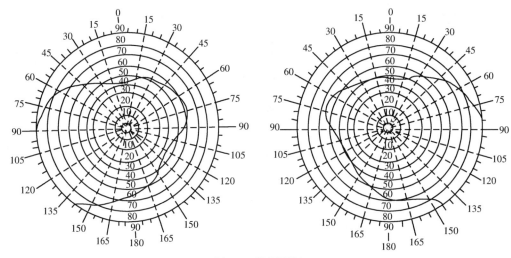

图 8-8 视野图纸

（3）分别将弧架转动 45°、90°、135°，重复上述测定，依次共操作 4 次得 8 个度数，将视野上 8 个点依次相连，便得出被测视野范围。

（4）按上述方法分别测出该眼的红、绿视野范围，试比较白、红、绿三种颜色视野范围的大小关系。

（5）用相同方法测出另一眼的白、红、绿色视野。

【注意事项】

（1）测试时，被测眼不得转动，应始终注视弧架中心点。

（2）测有色视野时，应以看出视标的颜色为准。

（3）视野计朝向光亮处放置。

【思考题】

（1）视野检测有何临床意义？

（2）为什么各种颜色的视野不同？

（3）结合解剖学、生理学知识，分析视觉传导通路各阶段损伤对视野的影响。

（林耀旺）

实验 36　盲 点 测 定

【目的和原理】

视神经自视网膜穿出的地方（视神经乳头）没有感光细胞，不能产生视觉，其在视野对应的范围称为生理盲点，简称盲点。根据盲点无光感现象可在视野中找出盲点的投射区域。根据物体成像规律，测定盲点投射区域的位置和范围。应用相似三角形各对应边成正比的定理，计算盲点的大小及位置。正常时人为双眼视觉，一侧的盲点可以被对侧视觉补偿，所以正常时并不会感觉盲点的存在。

【实验对象】

人。

【实验器材】

白纸、铅笔、黑色视标、尺、遮眼板。

【实验步骤及观察项目】

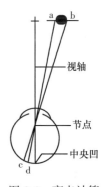

图 8-9　盲点计算
示意图

（1）取白纸一张贴于同眼高的墙上，受试者立于纸前 50 cm 处。用遮光板遮住一眼，在白纸上和另一眼同一水平处划一"+"号，实验者持视标由"+"号处向被测眼颞侧缓缓移动，当受试者刚看不到视标时，在白纸上记下视标所在位置；再将视标缓缓向颞侧移动，直到受试者又看见时再记下其位置。由所记两点连线的中点开始，将视标沿着各个方向向外缓慢移动，找出并标出各方向刚能被看见的各点，将各点依次连接，即可得一个类似圆形盲点投射区域。

（2）参看图 8-9 及下列公式计算盲点与中央凹的距离及盲点的直径。

$$由于 \frac{盲点到中央凹的距离}{盲点投射区到"+"号的距离} = \frac{节点到视网膜的距离（约 15\ mm）}{节点到白纸的距离（约 500\ mm）}$$

所以，盲点到中央凹的距离 = 盲点投射区到"+"号的距离 ×15/500（mm）

$$又由于 \frac{盲点直径}{盲点投射区直径} = \frac{节点到视网膜的距离（约 15\ mm）}{节点到白纸的距离（约 500\ mm）}$$

所以，盲点直径 = 盲点投射区直径 ×15/500（mm）

【注意事项】

测试时受试者注视"+"号的眼球不能上下移动。

【思考题】

（1）盲点检测有何临床意义？

（2）我们平时能感觉到盲点的存在吗？

（林耀旺）

第九章 动物疾病模型的复制

实验 37 有机磷农药中毒及其解救

【目的和原理】

观察有机磷农药中毒症状，根据阿托品和解磷定对有机磷中毒解救的效果及血中胆碱酯酶（ChE）活性的变化，初步分析两药的解救原理。学习复制有机磷农药中毒模型和全血 ChE 活性测定法（三氯化铁比色法）。

【实验对象】

小鼠。

【实验器材和药品】

50 μL 微量吸液器、钝针头、取血皿、1 mL 注射器、棉花、试管、漏斗、滤纸、0.25% 敌敌畏溶液、0.05% 阿托品溶液、2.5% 解磷定溶液、0.007 mol/L 乙酰胆碱（ACh）溶液、0.1 mol/L HCl 溶液（用于配制 10% $FeCl_3$ 溶液）、10% $FeCl_3$ 溶液、碱性羟胺溶液、33% HCl 溶液、磷酸缓冲液等。

【实验步骤及观察项目】

（1）取 25～35 g 小鼠 1 只，称重后观察其唾液分泌，大小便及有无肌颤等各项指标。然后从一侧眼球取血 100 μL，作为标准管和用药前正常胆碱酯酶（ChE）活力。

（2）按 20 mg/kg（0.08～0.09 mL/10 g）腹腔注射 0.25% 敌敌畏溶液，观察并记录上述各项指标，待中毒症状（流涎、呼吸困难、大小便失禁、皮毛湿润，小鼠在腹腔注射敌敌畏溶液 6～10 min 后一般会出现明显的中毒症状如震颤）明显后眼球取血 50 μL，然后立即腹腔注射 0.05% 阿托品溶液 0.1 mL/10 g，观察症状的改变，5 min 后眼球取血 50 μL。

（3）腹腔注射 2.5% 解磷定溶液 0.06～0.08 mL/10 g，观察症状的改变，10 min 后眼球取血 50 μL。

（4）另取小鼠 1 只，按 0.15 mL/10 g 腹腔注射 0.25% 敌敌畏溶液，观察小鼠中毒症状。

【注意事项】

（1）敌敌畏中毒的小鼠极易死亡，注射后严密观察中毒症状，一旦症状明显后立即取血并抢救。

（2）每次取血均应在眼球或取血皿上擦上肝素抗凝。

（3）每次取血后，应立即放入已加有 0.5 mL 磷酸缓冲液的试管中，按下述方法测定胆碱酯酶（ChE）活力。

（4）存放久的敌敌畏可能会发生药效变化，实验前应进行预实验适当调整剂量。

【思考题】

（1）根据有机磷酸酯类中毒的原理，分析实验中观察到的中毒症状。

（2）有机磷酸酯类中毒为什么要合并用阿托品及解磷定来解救？比较它们的解救效果，并分析其作用机制。

（3）本实验方法在未来工作中的可能应用有哪些？

附1：药品配制

1. 0.25% 敌敌畏溶液（V/V） 80% 敌敌畏原液 0.1 mL 加水至 40 mL 配成。

2. 磷酸缓冲液 磷酸氢二钠 8.35 g 和磷酸二氢钾 1.36 g，混匀加水至 500 mL。

3. 0.007 mol/L ACh 将 ACh 1 g（1 支）用 5% 磷酸二氢钠溶液 100 mL 配成 1% 溶液备用。临用前取 1% ACh 12.75 mL 加水至 100 mL 配成。

4. 碱性羟胺溶液

A：14% 氢氧化钠 氢氧化钠 140 g 加水至 1000 mL。

B：7% 盐酸羟胺 盐酸羟胺 75 g（3 小瓶）加水至 1070 mL。

临用前将 A 液和 B 液按体积 1:1 混合即为碱性羟胺溶液。

5. 33% 盐酸溶液（V/V） 盐酸 150 mL 加水至 300 mL。

6. 10% $FeCl_3$ 溶液 先取 36% ~ 38% HCl 8.4 ~ 8.5 mL 加水至 1000 mL 配成 0.1 mol/L HCl；10% $FeCl_3$ 由 $FeCl_3$ 100 g 加 0.1 mol/L HCl 1000 mL 配成。

附2：全血胆碱酯酶活性测定法（三氯化铁比色法）

1. 原理 血液胆碱脂酶（ChE）在体外也催化乙酰胆碱水解生成醋酸和胆碱。在一定条件下，水解乙酰胆碱的量与酶的活力呈正相关。故在一定量的血液中加入一定量的乙酰胆碱，反应一段时间后，剩余的乙酰胆碱与碱性羟胺作用生成乙酰羟胺，后者在酸性环境中与三氯化铁反应生成棕红色羟肟酸铁络合物，此物颜色的深浅可反映乙酰胆碱含量的多少，从而间接地测出胆碱酯酶活性。

2. 方法 取试管 6 支，编号，按表 9-1 顺序加入各种试剂，每加一种试剂后应充分摇匀。混匀后放置 2 min，分别过滤，取其滤液于 15 min 内用光电比色计比色，721 型分光光度计选用 525 nm 波长，以空白管校正光密度至零，读取标准管与测定管的光密度，据结果计算 ChE 活力（空白管除不加全血和 0.007 mol/L 乙酰胆碱外，其余均相同）。

3. 计算公式

[（标准管光密度 − 测定管光密度）/ 标准管光密度]×70 = 全血 ChE 活力单位数

注：以 1 mL 血液在规定条件分解 1 μmol/L ACh 定为 1 个 ChE 活力单位。式中 70 是由每管中加 3.5 μmol ACh 和 50 μL 血液而得。

表 9-1 全血胆碱酯酶活性测定步骤

试剂	空白管（0）	标准管（1）	用药前管（2）	用敌敌畏后（3）	用阿托品后（4）	用解磷定后（5）
磷酸缓冲液	1.05 mL	0.5 mL	0.5 mL	0.5 mL	0.5 mL	0.5 mL
全血		50 μL（用药前）	50 μL	50 μL	50 μL	50 μL
0.007 mmol/L ACh			0.5 mL	0.5 mL	0.5 mL	0.5 mL
37℃水浴中反应 20 min						

续表

试剂	空白管（0）	标准管（1）	用药前管（2）	用敌敌畏后（3）	用阿托品后（4）	用解磷定后（5）
碱性羟胺	2 mL	2 mL	2 mL	2 mL	2 mL	2 mL
0.007 mmol/L ACh		0.5 mL				
			放置 2 min			
33% HCl	1 mL	1 mL	1 mL	1 mL	1 mL	1 mL
10% FeCl$_3$	1 mL	1 mL	1 mL	1 mL	1 mL	1 mL
			混匀放置 2 min 后过滤，取其滤液于 15 min 内测定光密度值			

（韦锦斌）

实验 38　链霉素的毒性反应以及氯化钙的解救作用

【目的和原理】

观察链霉素神经肌肉麻痹毒性以及氯化钙的解救作用。

链霉素属于氨基糖苷类抗生素，大剂量腹膜内给药或静脉滴注速度过快，会产生神经肌肉麻痹毒性反应，中毒机制可能是链霉素与突触前膜钙结合部位作用，阻碍钙离子内流，从而抑制了钙离子参与的乙酰胆碱的释放，进而导致四肢无力、呼吸困难甚至呼吸停止等症状。

氯化钙能升高血液中钙离子浓度，促进乙酰胆碱的释放，从而缓解链霉素毒性作用。

【实验对象】

小鼠 2 只（18 ～ 22 g，雌雄不限）。

【实验器材和药品】

天平、1 mL 注射器、生理盐水、2.5% 链霉素溶液、0.5% 氯化钙溶液、苦味酸。

【实验步骤及观察项目】

（1）取小鼠 2 只，用苦味酸标记，称重。两只小鼠腹腔注射 2.5% 链霉素溶液 0.24 mL/10 g，观察小鼠四肢肌张力、翻正反射、呼吸等变化。

（2）出现明显中毒反应后，1 号小鼠腹腔注射 0.5% 氯化钙溶液 0.3 mL/10 g，2 号小白鼠腹腔注射生理盐水 0.3 mL/10 g，观察两只小鼠变化。

【结果处理】

将观察到的给药前后小鼠变化填入下列表格中（表 9-2）。

【注意事项】

（1）进行规范的腹腔注射，避免损伤小鼠内脏。

（2）一旦出现中毒症状后立即注射氯化钙解救。

表 9-2　链霉素的毒性反应及氯化钙的解救作用

动物	观察时间	观察项目		
		四肢肌张力	翻正反射	呼吸
1	药前			
	链霉素后			
	生理盐水后			
2	药前			
	链霉素后			
	氯化钙后			

【思考题】

链霉素中毒的主要症状有哪些？应用什么药物进行抢救？

（曹思思）

实验 39　缺　　氧

一、影响缺氧耐受性的因素

【目的和原理】

观察小鼠在低温环境和 / 或使用麻醉剂后对缺氧耐受性的影响，了解相关因素在缺氧发病中的重要性以及氯丙嗪与低温治疗的临床意义。学习复制乏氧性缺氧的动物模型。

【实验对象】

小鼠。

【实验器材和药品】

缺氧瓶、测耗氧量装置、天平、剪刀、镊子、注射器、碎冰块、饭盒（盛冰用）、0.25% 氯丙嗪溶液、生理盐水、NaOH 或钠石灰 [NaOH·Ca(OH)$_2$]、温度计、洗耳球、白瓷碗。

【实验步骤及观察项目】

（1）取缺氧瓶 4 个，分别标为 A、B、C、D，将 B、D 置于盛有冰块的饭盒里，A、C 置于室温下。

（2）取大小及一般状况相似的小鼠 4 只。用蓝钢笔水（或苦味酸）标记编号 A（头蓝）、B（背蓝）、C（臀蓝）、D（尾蓝），分别称体重并记录。

（3）C、D 二鼠分别按 0.1 mL/10 g 剂量腹腔注射 0.25% 氯丙嗪溶液。待其沉睡后（一般于给药后 5 ～ 10 min），分别放入 C、D 缺氧瓶内，密闭后开始记录时间。

（4）A、B 二鼠分别腹腔注射生理盐水 0.1 mL/10 g 体重。将小鼠分别放入 A、B 缺氧瓶内，密闭后开始记录时间。

（5）观察各鼠在瓶中的活动情况，准确记录各鼠死亡时间（以呼吸停止为准），然后计算各鼠的存活时间（t）。动物死亡后将缺氧瓶从冰盒中取出（注意不是将小鼠取出），置于室温下平衡 15 min。

（6）通过水检压计测量各瓶中氧气的消耗量并计算各鼠的耗氧率，计算公式如下：

$$耗氧率 = \frac{耗氧量（mL）}{体重（g）\times 存活时间（min）}$$

或采用便携式测氧仪测出各瓶中的氧百分含量（%），换算为耗氧量（mL）后通过上式计算出耗氧率。

（7）解剖 A 鼠：剪破 A 鼠心脏，取一滴血加于白瓷碗（碗内预先加入生理盐水 1 mL）内，摇匀，与 CO 中毒小鼠的血液进行比较，同时比较动物的肌肉、内脏的颜色。

（8）整理资料，讨论分析实验结果。

【注意事项】

（1）缺氧瓶应密闭良好。

（2）确保小鼠在注射氯丙嗪溶液后深度沉睡再放入缺氧瓶内。

（3）冰水温度保持 4℃以下。

（4）缺氧瓶从冰水取出后必须置于室温下 15 min 后方能测耗氧量。

（5）本实验最适宜的操作季节是夏天，以室温 30℃以上为宜。

【思考题】

（1）实验过程中动物是否发生缺氧？有何根据？

（2）该类型缺氧的发病机制是什么？

（3）哪些条件能增加机体对缺氧的耐受性？为什么？

（4）本实验方法在未来工作中的可能应用有哪些？

（5）耗氧量有无可能是负值？为什么？

附：钠石灰的工作原理：

$$2NaOH + CO_2 \longrightarrow Na_2CO_3 + H_2O$$
$$Ca(OH)_2 + CO_2 \longrightarrow CaCO_3 + H_2O$$

二、CO 中毒性缺氧

【目的和原理】

复制血液性缺氧小鼠模型，了解该类型缺氧的发病机制及动物的变化。

【实验对象】

小鼠。

【实验器材和药品】

100 mL 缺氧瓶、CO 发生装置、生理盐水、剪刀、镊子、洗耳球、白瓷碗。

【实验步骤及观察项目】

（1）取小鼠 2 只，分别装入缺氧瓶内观察并记录动物呼吸情况（深度、频率）、活动及皮肤黏膜颜色。

（2）塞紧有 2 个开口的瓶塞，然后在瓶塞玻璃接头处通入 2 mL CO 气体（CO 来源见后），每隔 2～3 min 观察上述指标一次。注意动物的呼吸变化及皮肤颜色。

（3）小鼠出现痉挛跌倒时，立即将一只取出瓶外，用洗耳球向其吹出新鲜空气观察能否救活。另一只小鼠不抢救，观察结局。

（4）将死亡小鼠解剖，剪破心脏，取一滴血加于白瓷碗（碗内预先加入生理盐水 1 mL）内，将其与乏氧性缺氧小鼠的血液进行比较，并对比动物的肌肉和内脏（肝脏）的颜色。

【思考题】

（1）CO 中毒的发病机制是什么？

（2）本模型是否完美？若有欠缺，如何改进？

（3）试述血液性缺氧及组织性缺氧模型的设计思路。

（4）本实验方法在未来工作中可能的应用有哪些？

附：CO 的制备

用浓硫酸与甲酸进行化学反应，产生 CO。用气囊收集备用。

$$HCOOH \xrightarrow{\text{浓 } H_2SO_4} H_2O + CO$$

（陈宁园　杨　晴）

实验 40　急性高钾血症

【目的和原理】

高钾血症是指血清钾离子浓度大于 5.5 mmol/L。高钾血症主要的临床表现为细胞外钾离子对心肌和骨骼肌产生的毒性作用所引起的症状。急性重度高钾血症对心肌的毒性作用极强，可发生致命性心室颤动和心搏骤停。严重高血钾影响心脏的基本病理生理机制是降低心肌的兴奋性、传导性、自律性和收缩性。本实验通过静脉注射氯化钾溶液以复制高钾血症模型，观察高钾血症对心脏的毒性作用，掌握高血钾血症心电图的改变特征，学习心电图的记录方法。

【实验对象】

体重 250 g 左右的健康大鼠，雌雄均可。

【实验器材和药品】

5 mL 注射器、4 号注射针头、剪刀、镊子、鼠手术板、生物信号采集处理系统、1% 戊巴比妥钠溶液或 20% 氨基甲酸乙酯溶液、1% 氯化钾溶液。

【实验步骤及观察项目】

（1）动物称重、麻醉、固定：用 1% 戊巴比妥钠溶液或 20% 氨基甲酸乙酯溶液按 0.5 mL/100 g 体重的剂量腹腔注射麻醉大鼠，麻醉起效后将大鼠仰卧固定于鼠手术板上。

（2）将心电图引导电极一端与生物信号采集处理系统第 1 通道相连，将另一端针形电极分别插入大鼠右前肢、右后肢、左后肢皮下，电极连接顺序如下：黄色电极——右前肢，黑色电极——右后肢，红色电极——左后肢。

（3）生物信号采集处理系统软件操作：打开电脑主机并启动生物信号采集处理系统，进入的方法有两种：一是点击"实验模块"→选择"病生"→选择"急性高钾血症"→点击"开始实验"；二是点击"开始"→点击"信号选择"→勾选心电图导联线所对应的通道，其他通道不勾选→点击"开始实验"，即可观察到正常的心电图。辨认正常心电图的主要波形。

（4）股静脉注射氯化钾溶液：纵向剪开大鼠后肢内侧皮肤，向上延伸至腹股沟后充分暴露股静脉（若注射失败，可以开腹寻找肠系膜血管进行注射），然后用棉签轻压股静脉近心端，使静脉远心端充盈，将吸取的1%氯化钾溶液快速注入股静脉内，速度以0.3～0.4 mL/min/100 g体重为宜。注射的同时注意观察是否出现以下典型心电图阳性实验结果，及时做好记录：P波压低增宽，QRS波群压低增宽，T波高尖，Q-T间期缩短，传导阻滞及心室颤动。一旦出现阳性结果立即停止注射氯化钾溶液。一般剂量为1～2 mL/100 g体重时可出现阳性结果。出现阳性结果后立即剖胸观察心脏的形态，一般可见其停搏于舒张期。

【注意事项】

（1）动物麻醉要适度，过深抑制呼吸，过浅时动物疼痛易引起肌颤，干扰心电图波形。

（2）若记录心电图时出现干扰，应进行以下检查：①导联线和针形电极是否松动；②针形电极是否刺入皮下；③是否避免导线纵横交错，是否及时清除了实验台上的液体。

【思考题】

（1）血钾增高对机体有哪些影响？

（2）在临床上补钾应注意哪些事项？

（3）本实验方法在未来工作中的可能应用有哪些？

（黄 玲 梁 纲）

实验 41　失血性休克

【目的和原理】

形成和维持动脉血压的基本因素包括：足够的血容量、心输出量和外周血管阻力。一定程度内失血可经神经-体液机制调节引起血管收缩、心功能增强、心输出量增加等代偿作用而维持血压相对稳定。但过度失血可致代偿失效，促进失血性休克的发展。本实验通过复制失血性休克的动物模型，观察失血性休克各时期病理生理的变化，并尝试探讨失血性休克的救治方法。

【实验对象】

健康成年家兔一只，2～3 kg。

【实验器材与药品】

家兔手术台、手术器械、生物信号采集处理系统、微循环观察仪、输液管及相应塑料管、小动脉夹、兔动脉插管、双凹夹、铁支架、缝合线、30 mL 注射器、10 mL 注射器、2 mL 注射器、三通管、20% 氨基甲酸乙酯（乌拉坦）溶液或 1% 戊巴比妥钠溶液、生理盐水、肝素溶液（300 单位 / 毫升）、1% 普鲁卡因溶液。

【实验步骤及观察项目】

1. 家兔手术及实验连接

（1）麻醉。家兔称重后，用 20% 氨基甲酸乙酯溶液或 1% 戊巴比妥钠溶液按 5 mL/kg 剂量由耳缘静脉缓慢注入，注射过程中注意观察动物肌张力、呼吸频率和角膜反射的变化，防止麻醉过深。

（2）固定。将麻醉好的家兔仰卧固定于手术台上。

（3）气管插管。用水抹湿颈部毛发并将毛发剪至装有水的瓷碗内，沿颈部中线剪开皮肤 5 ～ 7 cm，钝性分离皮下组织和浅层肌肉。暴露气管，在气管下穿一条粗线，用剪刀在气管壁上做一个倒"T"形切口，插入气管插管，结扎固定。

（4）分离颈总动脉。将气管旁的皮肤及皮下肌肉组织向外侧拉开，在深部可见位于气管旁的血管神经束，仔细辨认并分离单侧的颈总动脉，穿线备用。

（5）肝素化。在颈总动脉插管前，从家兔耳缘静脉按 5 mL/kg 体重的剂量静脉注射肝素溶液进行全身肝素化。

（6）实验连接。将压力换能器插头连接至生物信号采集处理系统第 1 通道，换能器接两个三通管开关及动脉插管，管腔内充满肝素溶液并排除全部气泡，排气后两个三通管开关处在关闭的位置。

2. 软件操作　开启计算机并启动生物信号采集处理系统。

（1）开始菜单点"信号选择"，勾选"1 通道"，信号种类为"压力"，其他选默认参数。或者单击实验模块菜单中的病生实验，选择失血性休克然后开始实验。

（2）点击工具菜单进行扫描速度的调节。

（3）若需要开始或暂停实验监测与记录，则用鼠标单击屏幕右上方的"开始"及"暂停"命令按钮。

3. 颈总动脉插管　在分离好的颈总动脉上套两条结扎线。一条结扎线先结扎远心端（尽可能靠近头端），用动脉夹夹闭近心端（尽可能靠近心脏），在远心端结扎线稍下方剪一个斜切口，切口大小约为动脉口径的 1/3，向心脏方向插入已注满肝素溶液的动脉插管（注意管内不应有气泡），用另一根结扎线结扎固定动脉插管。注意保持插管与动脉方向一致以及换能器与心脏同一水平。动脉插管与三通管放血端及压力换能器连接起来，三通管一侧实行放血的同时可以观察血压。

4. 观察项目　观察家兔呼吸状况及一般状况，测定呼吸频率。使用生物信号采集处理系统记录动脉血压和心率，待以上各项指标稳定后开始放血。

（1）缓慢打开连接动脉插管的三通管开关，使三通管放血端、动脉插管及生物信号采集处理系统三者相通，放血端的血流速度尽量缓慢（以看到血液滴下为宜），以防放血量过多过快使血压下降过于迅速，用烧杯接放出的血并记录放血量。

（2）进行第一次放血，在 5 min 内使动脉血压缓慢降至 55 ～ 65 mmHg。记录一次上述各项指标。不做任何处理，维持 10 min 后观察记录一次上述各项指标。

（3）进行第二次放血，在 5 min 内使动脉血压缓慢降至 35 ～ 45 mmHg，记录一次各项指标。不做任何处理维持 20 min 后观察记录一次上述各项指标。

（4）记录各项指标后，通过注射器从耳缘静脉加压输回全部放出的血液，每 10 min 记录一次各项指标，并观察 20 min。

（5）若需要观察微循环，则开腹取肠系膜微循环血管进行观察（可选做或示教）。

（6）根据失血性休克的发病机制，在教师指导下由学生分组自行设计抢救方案，并对照比较抢救效果。

【结果处理】

用表格记录放血前、放血中、维持及抢救等步骤的失血量、动脉血压、心率、呼吸频率等各项指标。

【注意事项】

（1）耳缘静脉注射应从远心端开始并注意止血。

（2）进行颈总动脉插管时，小动脉夹要夹好，颈总动脉的剪口不可过大以防剪断或拉断，并注意尽可能少出血或不出血。动脉插管导管内径不宜过细以免影响放血、输血和测血压。整个操作过程都要注意防止动脉插管的导管过度移动或滑脱。

（3）必须经常注意保持家兔呼吸道的通畅，以免发生窒息。

（4）动物麻醉程度合适，可配合使用局部麻醉药，以免动物疼痛引发其他类型休克而影响失血性休克的实验结果。

【思考题】

（1）请用病理生理相关知识解释在不同实验时段血压所发生的改变及其机制。

（2）根据实验现象及结果对休克的治疗原则进行总结和归纳。

（3）失血性休克模型有何应用意义？

（彭均华　梁秋娟）

实验 42　急性右心衰竭

【目的和原理】

通过急性肺小血管栓塞，引起右心后（阻力）负荷增加；通过大量输液引起右心前（容量）负荷增加。由于右心前、后负荷的过度增加，造成右心室收缩和舒张功能降低，导致急性右心衰竭。本实验的目的在于学习右心衰竭模型的建立方法并加深对心力衰竭发病机制的理解。

【实验对象】

大鼠。

【实验器材和药品】

1% 戊巴比妥钠溶液、1% 盐酸普鲁卡因溶液、肝素溶液（300 单位 /mL）、生理盐水、液体石蜡、生物信号采集处理系统、大鼠手术台、哺乳类手术器械一套、中心静脉压测量装置、大鼠动脉插管、动脉夹、注射器（1 mL、5 mL、10 mL、20 mL 各一对）、头皮针（两个）、手术灯、压力换能器。

【实验步骤及观察项目】

1. 实验步骤

（1）麻醉、固定动物：大鼠称重后，腹腔注射 1% 戊巴比妥钠溶液（0.5 mL/100 g 体重），麻醉后仰卧位固定于大鼠手术台上。

（2）颈部手术：沿颈部正中线剪开皮肤约 3 cm 长，分离气管并插管；游离出两侧颈外静脉和右侧颈总动脉，均套以双线。

（3）肝素化：剪开大鼠左后肢内侧皮肤，充分暴露股静脉并插入头皮针，注射肝素溶液（0.5 mL/100 g 体重）。注射完毕不拔头皮针，留待输液用。

（4）颈总动脉插管：将右侧颈总动脉远心端结扎，近心端用动脉夹夹住，并滴加 1～2 滴 1% 普鲁卡因溶液以防血管收缩，在动脉上剪一个"V"形切口，向心脏方向插入已与压力换能器相连的动脉插管，结扎固定，放开动脉夹，测量动脉血压。

（5）颈外静脉插管：①从右颈外静脉插入中心静脉压导管测量中心静脉压，首先于中心静脉压测量计中充满生理盐水，排净管道中的气体后夹闭中心静脉压测量计的静脉插管，再向测定管中充入生理盐水，使液面达到 10 cm H_2O 高度。同时调节中心静脉压计的位置，使它的"0"位与大鼠的腋中线处在同一平面上。将中心静脉压计静脉插管插入右颈外静脉，推进 2～2.5 cm（不宜过深），松开静脉插管上的夹子，可见中心静脉压计中的液面逐渐下降，待稳定时，液面高度的厘米水柱值即为中心静脉压值。②从左颈外静脉插入头皮针连接吸满液体石蜡的 1 mL 注射器，并固定好头皮针。

（6）描记心电图、计算心率：将生物信号采集处理系统的心导联的三个针型电极分别插入大鼠对应肢体的踝部皮下，导联线连接按右前肢（白）、右后肢（黑）、左后肢（红）的顺序，通过生物信号采集处理系统描记心电图和计算心率。

（7）观察指标：动脉血压（BP）、中心静脉压（CVP）、心率（HR）、呼吸（R）（包括呼吸频率和深度）。

2. 观察项目

（1）完成手术操作后记录一次各项指标。

（2）由左颈外静脉注入液体石蜡 0.1 mL（30～60 秒钟匀速注射完毕。若室温低时，液体石蜡易黏稠，可用 36℃温水浴加热）。注射时注意观察血压、呼吸、心率、中心静脉压，当有一项指标出现较显著变化时终止注入。注入结束时记录各项指标一次。

（3）待各项指标稳定后再记录一次。

（4）以每分钟 1 mL/100 g 体重的速度，从左侧股静脉输入生理盐水，输液量每增加 10 mL 即测量各项指标一次，直至动物死亡。

（5）动物死亡后，剖开胸、腹腔（注意不要损伤脏器和大血管），观察胸、腹腔有无胸、腹水及其容量；观察肺脏外观、切面观；观察心脏各腔容积，特别是右心耳、右心室的容积；最后剪破腔静脉，让血液流出，注意此时肝脏和心腔容积的变化。

【注意事项】

（1）注入液体石蜡的量和速度是该实验成功的关键。若注入过少，往往需输入大量液体；若注入过量、过快，又会造成动物立即死亡。故一定要缓慢、匀速注入，并在注入过程中仔细观察血压、中心静脉压和心电图的变化。

（2）颈外静脉插管时，要先提起近心端套线，待血管充盈后，提起远心端套线，将血管剪一个切口插入中心静脉压计静脉插管，放开近心端套线，然后结扎远心端血管固定。

（3）中心静脉压计静脉插管的插入不可过深，以 2 ～ 2.5 cm 为宜，否则可能会刺破心脏或导致心肌严重损伤而影响实验结果。

（4）有时在注入适量液体石蜡时，也会出现呼吸停止、血压骤降的情况，此时要立即停止注射，并注意抽吸气管内分泌物，保持呼吸道通畅。一般经过 1 ～ 3 min 后可恢复呼吸，而且血压也随之缓慢上升，心跳明显加强、加快。

【典型结果】

25 例预实验的记录结果如下：

呼吸变化：在实验中，注入液体石蜡后动物呼吸开始加深、加快，而后变慢、变浅，呼吸停止、血压骤降。一般经过 1 ～ 3 min 后恢复呼吸。输液后呼吸变化更加明显，呼吸变慢、变浅，最后呼吸停止，动物死亡。

心搏、血压变化：血压在注入液体石蜡后即开始下降，心率稍有加快而后即变慢。注入完毕时血压可降至 20 mmHg。待呼吸恢复时血压也随之缓慢上升，心搏明显加强、加快，中心静脉压开始升高（个别可不升高）。输液后血压又继续下降，中心静脉则进行性升高。

病理解剖：可观察到肺有轻度水肿或部分肺叶淤血；右心耳和右心室明显扩张；肝脏肿胀明显。

【分析要点】

（1）中心静脉压进行性升高，体循环静脉系统淤血、肝肿大，表明体循环回心血量超过了心搏出量，右心室舒张末期压力升高，前阻力增高。

（2）血压进行性下降。实验过程中无循环血量减少，相反，输液使血容量不断增多。因而血压下降的原因可能是肺小血管广泛栓塞，阻碍肺静脉回流，造成心输出量减少。

（3）左颈外静脉注入液体石蜡，主要是造成肺小动脉和肺毛细管栓塞。肺流出道受阻，使右心后（阻力）负荷增加。此时心脏将通过加强心肌收缩力、收缩速度等代偿来克服阻力负荷增加的影响，以维持足够的心输出量。注射栓塞剂液体石蜡后，在心电图上可以看到心搏明显加强、加快，这就是心肌收缩力加强、收缩速度加快的表现。但是，心脏代偿并不能解除栓子的栓塞。在此基础上再给予大量输液，使右心容量（前）负荷进行性增加。前堵后拥，将引起右心腔容积的不断扩大，最终右心室肌由紧张性扩张发展为肌源性扩张，导致急性心衰。

（4）心肌的血、氧供给减少。心脏耗氧量的 80% 用于心泵功能消耗，其中 50% 用于克服阻力负荷，30% 用于克服容量负荷。故随着右心前、后负荷的增加，右心的耗氧量必将急剧增加。随着肺小血管的广泛栓塞，左心回心血量减少，左心室搏出减少。进行性血压降低使冠脉的灌注压降低，前后负荷增加引起心室内压升高，特别是舒张末期压力的升高，增加对冠状动脉的压迫，使心肌缺血。肺小动脉栓塞引起的肺内通气与血流比例失调，将使动脉血氧含量不断降低，心肌的氧供需矛盾加剧，导致心肌收缩力减弱。

（5）实验中同样存在多种原因引起的缺氧：①心衰引起的循环性缺氧；②肺水肿

造成的乏氧性缺氧；③随着血液大量稀释，发生的血液性缺氧。同时还发生混合性酸碱平衡紊乱。

（6）生命中枢活动完全抑制，机体死亡：心肌负荷不断增加，血氧供给不断减少，心肌纤维发生肌源性扩张，终将引起右心收缩和舒张功能不断降低，结果必然是心搏出量减少。心搏出量的减少会使冠状动脉血流量进一步减少，心肌缺血、缺氧更加严重。如此恶性循环不断加剧，最终使心搏出量减少到难以维持中枢活动的最低需要，发生中枢功能的严重抑制，最后生命中枢活动完全抑制，机体死亡。

【思考题】

（1）本实验中动物的呼吸、血压、中心静脉压、心率有何变化？这些变化是如何造成的？

（2）本实验中动物是否发生了心衰？依据是什么？试分析其发生机制。

（3）本实验中动物可发生几种类型的缺氧？

（4）本实验对临床实践有什么指导意义？

（5）本实验的资料如何记录和整理才能达到客观明了？

（6）本实验方法在未来工作中的可能应用有哪些？

（潘尚领　邓冯媛）

实验 43　急性实验性肺水肿

一、过量输液致大鼠肺水肿

【目的要求】

（1）学习通过快速过量输液的方法复制实验性肺水肿模型。

（2）观察急性肺水肿的表现，分析快速过量输液致肺水肿的发生机制。

【实验动物】

大鼠（体重 250 克左右，雌雄均可）。

【药品与器材】

50 mL 或 100 mL 注射器、5 号注射针头、静脉输液针头、剪刀、镊子、大鼠手术板、手术灯、生理盐水、1% 戊巴比妥钠溶液或 20% 氨基甲酸乙酯(乌拉坦)溶液、棉签、缝合线。

【实验步骤及观察项目】

本次实验分实验组和对照组，实验过程中对比观察两组动物表现和结果。

（一）实验组

1. 将大鼠称重后，用 1% 戊巴比妥钠溶液或 20% 氨基甲酸乙酯（乌拉坦）溶液按 0.5 mL/100 g 体重剂量腹腔注射麻醉。麻醉后使大鼠仰卧在手术台并固定。

2. 剪开大鼠腿部至腹股沟的皮肤，暴露股静脉，用 50 mL 或 100 mL 注射器配 5 号针头或静脉输液针头从股静脉加压注射生理盐水，输液速度：第 1 分钟 4～5 mL/100 g/min，第 2 分钟起改为 3 mL/100 g/min；输液量：直输到动物心搏停止为止（一般为 30 ～ 35 mL/100 g）。

3. 观察指标

（1）呼吸频率、节奏和深浅。

（2）皮肤黏膜颜色。

（3）鼻孔是否有粉红色泡沫液体流出。

（4）开胸、取出心肺：方法是从腹部中点（相当于脐部）沿正中线直至颌骨联合处剪开皮肤，接着分离并结扎气管，然后开胸，分别在左右主支气管连同伴行的左右肺动脉一起结扎，以防肺水肿液及肺内血液流出，在气管结扎线处以上切断气管，小心将心肺一同取出，于心底部将心脏切下。观察肺的大体改变，包括大小、形态、色泽、质地及边缘等，将心腔内残血挤出，分别称心、肺重量，切开肺脏，观察切面改变，注意有无泡沫液体流出。

（5）按下列公式计算心肺系数。

$$心肺系数 = \frac{肺重（g）}{心重（g）}（正常大鼠心肺系数 1.5 \sim 1.8）$$

（二）对照组

实验步骤与实验组不同之处是输液速度和输液量，对照组为 1 mL/100 g/min，共 30 min，观察指标与实验组相同。

【思考题】

（1）动物是否发生肺水肿？依据何在？

（2）快速过量输液致肺水肿的具体机制是什么？

二、中毒剂量肾上腺素致小鼠肺水肿

【目的要求】

（1）通过注射过量肾上腺素的方法复制实验性肺水肿模型。

（2）观察急性肺水肿的表现，分析注射中毒剂量肾上腺素致肺水肿的发生机制。

【实验动物】

体重 20 g 左右的小鼠，雌雄均可。

【药品与器材】

1 mL 注射器、4 或 4½ 号注射针头、眼科剪、眼科镊、1% 戊巴比妥钠溶液或 20% 氨基甲酸乙酯（乌拉坦）溶液、0.1% 盐酸肾上腺素注射液。

【实验步骤及观察项目】

本次实验分实验组和对照组，实验过程中对比观察两组动物的表现和结果。

（一）实验组

（1）取正常小鼠一只，观察一般情况、呼吸和肤色后，称取体重，按 0.1 mL/10 g 体重的剂量腹腔注射 0.1% 盐酸肾上腺素注射液，记录时间并观察动物表现，注意观察口鼻有无泡沫性液体流出，动物的呼吸和肤色变化。

（2）20 min 后按 0.1 mL/10 g 体重剂量注射 20% 氨基甲酸乙酯溶液，待小鼠麻醉后开胸取心肺，方法与"实验一"（过量输液致大鼠肺水肿）相同。观察肺大体改变，包括大小、形态、色泽、质地及边缘等，将心腔内残血挤出，分别称心、肺重量，切开肺脏，观察切面改变，注意有无出血或泡沫液体流出。

（3）计算心肺系数，公式见"实验一"。

（二）对照组

与实验组不同之处是注射等量生理盐水，其他步骤相同。

【思考题】

（1）动物是否发生肺水肿？依据何在？
（2）注射中毒剂量肾上腺素致肺水肿的具体机制是什么？

三、急性脑创伤性肺水肿

【目的和要求】

（1）复制急性脑创伤性肺水肿动物模型。
（2）了解急性脑创伤性肺水肿的发病机制。

【实验动物】

大鼠。

【药品与器材】

1% 戊巴比妥钠溶液或 20% 氨基甲酸乙酯（乌拉坦）溶液、大鼠手术板、手术器械、1.5 mL 注射器、4 号及 8 号针头、急性脑创伤定量打击装置、天平砝码。

【实验步骤及观察项目】

实验分组：正常大鼠组，清醒状态下急性脑创伤组，全身麻醉（全麻）全麻状态下急性脑创伤组。

1. 正常大鼠组

（1）取一只大鼠称重。
（2）用 1% 戊巴比妥钠溶液或 20% 氨基甲酸乙酯（乌拉坦）溶液 0.5 mL/100 g 体重腹腔注射麻醉。
（3）大鼠全麻后，置于手术板上固定，开胸、取出心肺，方法同"实验一"。
（4）观察两侧肺的颜色、体积大小、肺表面和肺边缘的状态。称心、肺的体重（g），记录之，然后用手术刀切开肺，观察肺切面状况。
（5）计算心肺系数，公式见"实验一"。

2. 清醒状态下急性脑创伤组

（1）取一只大鼠称重。

（2）把大鼠置于急性脑创伤定量打击装置内固定好，用重量为 500 g 的砝码击打，砝码落差 40 cm，启动开关，使砝码坠落，直接打击大鼠头部致死。

（3）待大鼠死亡后，结扎气管，然后剖开胸部取出心肺，方法同"实验一"。

（4）观察两侧肺颜色、大小、肺边缘及其饱满程度。称心、肺的体重（g），并记录，然后用手术刀切开肺，观察肺切面有何异常改变。

（5）计算心肺系数，公式见"实验一"。

3. 全身麻醉（全麻）状态下急性脑创伤组

（1）取一只大鼠称重。

（2）用 1% 戊巴比妥钠溶液或 20% 氨基甲酸乙酯（乌拉坦）溶液 0.5 mL/100 g 体重腹腔注射麻醉。

（3）待大鼠全麻后，把大鼠置于急性脑创伤定量打击装置内固定好，以 500 g 的砝码打击，砝码落差 40 cm，启动开关，使砝码坠落直接打击大鼠头部致死。

（4）待大鼠死亡后，首先结扎气管，然后剖开胸部取出心肺，方法同"实验一"。

（5）观察两侧肺颜色、大小、肺边缘及其饱满程度。称心、肺的体重（g），记录之，然后用手术刀切开肺，观察肺切面有何异常改变。

（6）计算心肺系数，公式见"实验一"。

【思考题】

（1）观察并比较三组大鼠肺大体观的差异。

（2）根据实验结果，讨论分析急性脑创伤性肺水肿的发病机制。

（黄龄瑾　周小玲）

第十章 虚拟仿真实验

VBL-100 虚拟实验室系统操作指南

VBL-100 医学机能虚拟实验室系统采用计算机虚拟仿真与网络技术，运用客户 / 服务器的构架模式，涵盖了 50 多个机能学实验的模拟仿真，由于模拟仿真实验无需实验动物，无需实验准备即可帮助学生理解实验的操作步骤以及实验效果，可以作为机能学实验教学的一个有益补充，对学生起到知识预习、熟悉及强化的作用。该系统由动物简介、基础知识、实验录像、模拟实验、实验考核等部分组成，结构完整，内容丰富。

一、进入及退出系统

使用 VBL-100 医学机能模拟实验系统，首先点击桌面上的"VBL-100 医学机能虚拟实验室"按钮进入该系统的主界面，点击"进入系统"进入虚拟实验大厅，点击"返回上页"按钮可以返回到上一级菜单，点击"返回首页"按钮可以回到大厅界面，点击"退出系统"按钮可以退出本系统（图 10-1）。

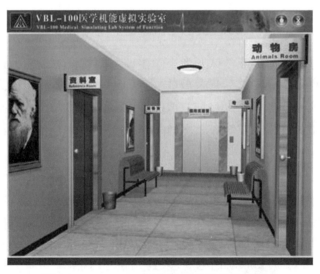

图 10-1 VBL-100 医学机能虚拟实验室界面

二、动 物 房

动物房介绍各种实验动物的生物学特性、一般生理常数以及在生物科学研究中的应用，另外这部分还包括了实验动物的编号、选择以及实验动物的品系等知识。

点击实验大厅中的"动物房"实验室标牌，进入动物房内，点相应选项看内容介绍，点击相应动物即可进入该动物的介绍。

三、资 料 室

在资料室内可以阅读书架上的书本、观看实验操作的录像、查看桌上的实验报告。书本知识介绍主要包括多种基本实验操作的讲解以及信号采集与处理技术、传感器技术、生理学实验、病理生理学实验、药理学实验等基础知识的介绍。实验录像部分包括了气管插管、颈动脉插管、颈部神经分离等颈部手术，输尿管插管、肠系膜微循环标本制备等腹部手术的演示。

四、准 备 室

准备室内有一个物品柜，用于存放实验仪器、实验试剂及手术器械，用户可以通过点击观看相应实验素材的文字、图片及三维模型介绍。在实验大厅点击"准备室"的实验室标牌进入该实验室。

1. 手术器械部分以文字图片及三维的形式演示了各种常用手术器械的特点及使用方法。

2. 实验试剂部分主要包括常用生理溶液、常用抗凝剂和常用麻醉剂的介绍。

3. 实验仪器部分主要介绍了 BL-420 生物机能实验系统、BI-2000 医学图像分析系统、HW-1000 超级恒温水浴系统、GL-2 离体心脏灌流系统、HX-300S 动物呼吸机、PV-200 足趾容积测量仪等仪器的原理及使用方法，包括软件界面的详细操作步骤，可以点击需要了解的按钮查看其功能介绍。

五、考 试 室

考试室主要通过大量的机能学试题考查学生课后的知识掌握能力，学生可以在机房上机进行自测，系统自动生成测试结果及分数。教师还可以添加试题以充实题库内容，并可以灵活设置试卷格式及题型，系统自动生成考卷，可以节约大量人力物力及时间资源。在实验大厅点击"考场"的实验室标牌进入该实验室。

六、模 拟 实 验 室

模拟实验部分涵盖了生理学、药理学、病理生理学、综合性实验、人体实验等 50 多个实验模块，以系统、专业的机能学知识为基础，辅以各种多媒体表现手段。学生在实验模拟过程中如果需要查看药物剂量或者忘记手术操作步骤可以适时点击观看演示及录像。

生理学实验主要包括神经 - 肌肉电生理实验、心血管系统实验、呼吸系统实验、泌尿系统实验、血液系统实验、消化道系统实验等几部分。

药理学实验主要包括学习记忆类药物、镇静类药物、抗焦虑类药物、抗抑郁类药物、镇痛类药物、抗炎类药物、抗疲劳类药物、心血管类药物、药物的安全性实验等几大部分。

病理生理实验主要包括急性高钾血症、急性左 / 右心衰竭、急性失血性休克及微循环变化、体液改变分别在家兔急性失血中的代偿作用，家兔血液酸碱度变化与血气分析、血浆胶渗压降低在水肿发生中的作用等实验项目。

综合性实验主要包括理化因子及药物对消化道平滑肌的生理特性的影响、神经体液因素及药物对心血管活动的影响、影响尿生成的因素及利尿药的作用、兔呼吸运动的调节与药物对呼吸的影响等实验项目。

人体实验主要包括人体指脉信号的测定、人体全导联心电信号的测量、人体肺功能的测定、人体指脉血流速度的测定、人体体温的测定等实验项目。

具体操作流程如下：

1. 进入实验室 点击标牌，进入模拟实验室（图10-2）。点击相应按钮即可进入该实验室的菜单，包括生理学实验、药理学实验、病理生理学实验、综合性实验、人体实验。

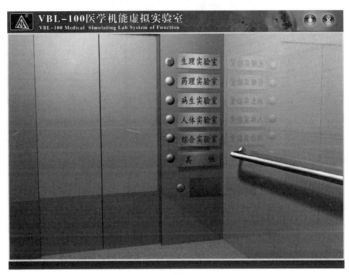

图 10-2 模拟实验室

2. 选择实验项目 点击菜单中的系统菜单，在下拉菜单中选择实验项目，即进入该实验的模拟。每个模拟实验都包括实验简介、实验原理、模拟实验、实验录像、实验波形五部分，通过模拟实验页面右下方的按钮进行切换（图10-2）。

（1）点击"简介"按钮，进入实验简介部分，该部分主要是对该模拟实验进行简要的介绍，主要包括实验目的、实验动物、实验药品及实验器械等。

（2）点击"原理"按钮，进入实验原理部分，根据该实验的内容，按照循序渐进的方式分为多个部分介绍，通过多个按钮切换。

（3）点击"模拟"按钮，进入模拟实验部分。通过拖动相应的实验材料、实验动物和实验仪器进行模拟真实的实验操作步骤，模拟过程中有些操作通过一小段录像展示，每一步操作均有下一步提示，可选择隐藏或者显示。

（4）点击"录像"按钮，进入实验录像部分。实验录像部分采取分段观看的方式，根据实验项目不同，每个实验的录像内容不同，用户可以选择性观看需要的手术录像部分。

（5）点击"波形"按钮，进入实验录像部分。实验波形部分主要的作用是显示实验中采集到的生物信号的调节参数以及用于给药后观察波形变化等。

3. 完成本次实验项目后，点击界面右上角的"返回上页"按钮，即可返回到实验项目列表，点击"返回首页"按钮，即可回到系统大厅界面，点击"退出系统"按钮，即退出软件。

（庞 辉 覃梅春）

第十一章 探索性实验

第一节 探索性实验课介绍

传统的实验课的教学只注重经典实验内容的传授，而不注重学生对经典实验所体现出来的科学思维的体会，以及对基础的科研实验设计方法的学习，只能授学生以"鱼"，而不能授学生以"渔"。医学机能学课程的探索性实验成功地解决了这一问题。探索性实验是由学生按照自己的兴趣，自行设计科研课题，并在带教教师和实验室技术员的帮助下自主完成实验，并撰写论文。探索性实验的目的在于让学生早期接触科研，了解科研的基本过程，主要培养学生的实验设计能力，对实验方案的合理性、实验实施过程、实验结果进行处理的能力及论文撰写能力、答辩时的语言表达能力及团队协作精神，培养创新精神，全面提高学生的综合素质。如何搞好探索性课题的设计是最重要的部分。以下就学生如何设计高质量的探索性实验方案，归纳总结了一些经验，供大家参考。

一、为学生创造科研条件

本科生科研设计的要求与硕士研究生不同，硕士研究生要求设计必须具有实际的可行性和明确、可靠的结果，并且有较多经费支持。本科生则只是要求学生了解科研课题设计的一般方法、程序，不一定能得到比较精确可靠的结果。所以设计探索性实验方案有其独特的特点。在设计科研课题之前必须对科研实验设计一般要求、规律、实验方案设计的原则、内容和一般实验方法有一定的了解，只有这样在设计实验时才不会使学生盲目和不知所措。首先，我们设立的经典实验课就是学生最好的学习资源。比如：在"动脉血压的影响因素"实验中介绍了静脉给药及测血压的方法；"呼吸运动的影响因素"实验描述了气管插管的操作方法；"刺激强度和频率对骨骼肌收缩的影响"实验让学生懂得骨骼肌收缩力的测量方法；"尿生成的影响因素"实验中掌握膀胱插管的操作等等。所有这些经典实验让学生学会基本的动物实验操作技术，为以后的科研打下了良好的基础。通过这些经典的实验，同学们可以找到自行设计实验的重要范本和参考。科研需要从学会查阅文献开始，在了解研究现状和解答各种科研疑惑的过程中，学习医学文献检索的相关技能是非常重要的。学校开设有"医学文献检索"课程，网上有检索的文献资源，这些都给同学们查阅资料提供了很大的帮助。在正式设计实验之前，学生们还可以参考一些图书馆的科研书籍，如《医学科研概论》、《实验动物》等等。这些教材系统地介绍了科研课题设计方方面面的知识，十分有利于同学们设计出完整的实验，避免出现实验进行一半之后才发觉有严重设计漏洞的"惨剧"。这就体现了系统的学习医学科研设计的必要性。

二、确定研究课题，拟定实验方案

一个课题的意义大小主要决定于它的内容，即研究方向。如果一个实验研究的内容陈旧或者在理论和实际应用上都没有价值,那么它的方案再完美也是没有意义的。再者,如果实验设计出来,但是现有条件无法实现,也是没有意义的。所以研究内容一定要有一定的实际价值和相当强的可行性。实验设计的实际价值在于它的新颖性和创新性,能解决前人没有解决的问题,或者能证明某种推测。要设计出这样的课题显然是不容易的,因为它要求我们能够站在某个研究领域的前沿,这就要求我们要从近年的科研文献中去搜集这方面的资料并从中学习课本上没有的新知识和方法。在确定实验内容时,同学们还需考虑以下基本问题:

1. 实验的可行性　就是指实验能够在实验室能够提供的实验条件下,在允许的经费内完成,并有一定的预期效果。①实验室提供的器材能支持的研究方向只是"机能学"方向,可以进行生理、药理、病理生理方面的研究。为了确保自己设计的实验能够进行,就要多咨询一下实验室技术人员,了解实验室的器材配备情况。并同带教教师沟通,确定试验的可行性。②经费有限制,原则上除实验中心能提供的动物和一些药品外,自行购买的药品不能超过 50 元。所以设计的实验一定要注意经费限制,不能购买昂贵的药品和检验。

2. 实验的可操作性　①实验操作要易于进行,最好不要设计操作复杂的实验。例如,有同学设计的实验需要对家兔进行心脏手术——这是一种高难度手术,结果每次手术都造成家兔气胸,不得不放弃原定设计。②实验的观测指标要灵敏,能够较为科学地记录实验结果。③ 实验耗时最好不要太长,以免影响学习。因此,在设计实验时应综合考虑自己和小组成员的时间安排特点。

三、学生设计课题的特点

探索性实验的选题和设计的要求是要有目的性、科学性、可行性和创新性。从历届的实验来看,同学们在选题时对实验的原理、方法等进行了认真的研究,具有相当的科学性。从学科来看,实验内容遍及生理、病理、病理生理和药理各学科。

(1)学生课题题材广泛。涉及大家感兴趣的常见的临床医药题材,如"灭滴灵、乙醇对甲醇中毒的解救对比"、"整肠丸的止泻作用研究"、"中药制剂对小鼠的解酒作用的实验研究"等等;也包括了有医学意义的一些基础性研究,如"常见中西抗感冒药对小鼠嗜睡作用的对比研究"、"咖啡对小鼠学习记忆的影响"等;还有些同学选择了日常生活关系密切的课题,如"某某牌消毒粉急性毒性和皮肤黏膜刺激实验";其中也不乏创新性的题目,实验方法方面也都因地制宜地进行了创新。总的来说,同学们的设计必须有根有据,简单实用,贴近临床,当然还希望同学们能勇于创新。

(2)实验动物模型的建立。实验过程中,大多数课题都涉及了构造动物病理模型,而且除了经典模型外,有些同学还进行了创新式的设计和大胆的尝试,体现了学生们在实验过程中严密的思维和一定的动手技巧。如"右旋糖酐复制及肝素对 DIC 的疗效"中大鼠 DIC 模型的构建;"参麦制剂对家兔失血性休克的治疗作用"中的家兔休克模型。

(3)实验监测指标和检测方法的创新。由于学生实验题材广泛,实验室相关器械难免存在不足,为了解决问题并且进行实验,预实验时同学们自行设计了一系列检测方法和灵巧可行的器械。如自制小鼠跑笼、自制滑板及其他小零件等,而且实践证明,有些设计是简单而且有效的,同时体现了同学们自我创新的科学思维和独立解决问题的能力。

（4）答辩及材料制作。实验结束后，经过对实验结果的整理，各小组派代表向同学和教师汇报整个实验。近年来，随着计算机及大量实用软件的普及，答辩过程中同学们的材料准备和制作也越来越丰富多彩。例如在答辩 PPT 的制作中，同学们展示了大量的统计表格、数据分析图，还插入了大量实验过程的记录照片、声音或录像片段等，使答辩材料更加充分和形象生动，也反映了同学们综合能力的提高。

四、思考和建议

探索性实验这样近于完全自主的实验过程，给了同学们一个既能体现能力，又能学习和掌握新本领的良机。对于从来都只是简单复制教师安排好的实验的学生来说，这次从头到尾地参加一个实验的选题、设计、实验、答辩，从中学到的东西是很多的。经历了这样一次初步科研的实践，同学们开阔了视野，知识也得到了增长。同时也了解了一个科研实验的基本操作过程，激发了探索生命奥秘的热情，逐渐养成严肃的科学精神、严谨的工作作风、勤奋刻苦的学风、团结互助的美德；建立了科学思维，锻炼了动手能力。然而我们也发现探索性实验课程需要进一步改进与完善，努力为学生创造更好的科研条件。

同学们开始寻找课题时，会感到毫无头绪，在教师的启发和指导下，才能顺利开展。在不断查阅文献的过程中逐渐缩窄课题的范围，最后找到自己能做的小课题，也就是解决一个医学小问题。各个学生小组要与指导教师交流，主动表达实验思路；教师可根据学生要求简要介绍网络的应用和图书馆期刊的查阅，指导学生如何迅速获得相关研究进展、实验设计及实验相关知识，或向学生推荐有参考意义的文献，使实验设计快速有据地完成；在实验过程中，注重培养学生的临床兴趣，重视基础与临床结合、基础研究对临床知识的加深巩固，实验设计与实际应用联系起来，使学生更有兴趣，结果更具说服力。做实验时教师应强调同学们规范操作，同时全面考虑问题，确保实验能顺利进行。学生应自学相关知识。另外，同学们应结合药理、病理生理、生理内容，突破以前实验设计的思路限制，发挥主观能动性，在教师的启发诱导下，改进自己的设计。同时，同学们还要加强知识的积累，多参加一些讲座，阅读相关的文献，完善自己的设计，着重设计的科学性、创新性、合理性，并尽量追求实验方法和过程的标准化和精确性。在实验过程中各小组成员要分工协作，同心协力，培养团队协作精神，这样实验才能高效和顺利地进行。初次进行科研，不必纠结不完美的过程和结果。

数据结果应进行整理和精炼、规范表达，最后还应对实验结果进行基本的统计学分析。然后就可以拟定提纲、构思论文。同学们初次撰写科研论文，往往存在一些问题，比如讨论不够准确，泛泛而谈，结论过于夸大等等，应好好学习优秀期刊的相关论文。此外应注意，同学们在撰写论文和汇报课题时内容要精练、形式要规范、用语要准确恰当。

第二节　探索性实验简介

【目的】

探索性实验的目的在于让学生早期接触科研，了解科研的基本过程。主要是培养学生的实验设计能力、实验实施的能力、实验结果处理及论文撰写能力、文献利用及逻辑分析能力、答辩时的表达能力和团队合作能力，最终达到培养学生的创新精神，全面提高学生的综合素质的目的。

【实验对象】

大鼠、小鼠、家兔等实验动物，或人体。

【实验器材和药品】

1. 可为探索性实验提供的器械　生物信号采集处理系统（含换能器和电极）、722 型分光光度计、恒温平滑肌槽、电热恒温水浴箱，蛙类、哺乳类、大鼠及豚鼠手术器械 [包括手术刀、剪刀（大剪刀、小剪刀、眼科剪、组织剪）、镊子（尖镊、有齿镊、小弯镊）、止血钳（弯钳、直钳）、注射器（1、2、5、10、20、50mL）、玻璃分针等]，输液装置、缺氧实验器材（小鼠）、手术台（兔类、大鼠）和蛙板、屏蔽盒、铁支架、双凹夹、培养皿、滴管、动脉夹、动脉插管（兔）、膀胱插管、蛙心插管、蛙心夹、试管夹、气囊（CO_2或 N_2）、温度计及其他在实验中用过的器材等。

2. 可为探索性实验提供的药品及试剂　麻醉药（戊巴比妥钠、氨基甲酸乙酯、普鲁卡因、硫喷妥钠、乙醚等）、肝素、肾上腺素、去甲肾上腺素、异丙肾上腺素、普萘洛尔、酚妥拉明、士的宁、尼可刹米、地西泮、油酸、敌敌畏、解磷定、阿托品、乙酰胆碱、氯丙嗪、氯化铵、NaOH、HCl、KCl、$CaCl_2$、$NaHCO_3$、硫酸镁、葡萄糖、呋塞米、垂体后叶素、乳酸、氯仿（三氯甲烷）、生理盐水、任氏液、台氏液。

若超出上述药品范围，需自购药品，须提供药品名称、规格、所需总剂量、单价及总价的申请书，报到带教教师处，经批准方可自行购买，并带正规发票前来报销。

【实验步骤】

按照实验设计的实验方案，自行完成实验操作，整理实验结果、对实验结果进行统计学分析，然后完成实验论文，最后制作 PPT 进行论文答辩。

【探索性实验注意事项】

1. 创新性　选题要有所创新，原则上不与实验教材的方案重复。如：①实验方法相同，换用其他药品或刺激；②药品相同，换用更有效的方法；③方法、药品相同，探索最佳剂量；④验证其他已有的理论。

2. 为节约开支，实验对象为家兔时可采用自身对照。

3. 在方案上标明班别、组别、同学以及联系电话，以便于联系。

4. 在本课程的学习初期，同学们应了解如何利用校园网和图书馆书籍和期刊进行文献查阅，了解自己感兴趣的研究内容、实验设计案例及实验相关知识；探索性实验的带教教师如为药理学教师，该实验室的同学首选药理学课题；如为病理生理学教师，该实验室的同学首选病理生理学课题；如为生理学教师，该实验室的同学首选生理学课题。

5. 注重实验的可行性，注意实验操作能否自行完成。控制选题的难度，实验检测指标不宜过多，以免完不成实验。如果很难判断实验方案是否可行，可以先做预实验，根据预实验结果及时修改设计的不足之处。

6. 由于实验室场地和时间的限制，应选择急性实验，不宜选用需要饲养动物的实验。

7. 实验设计稿请于规定时间内交给带教老师（另附一份实验器材与药品的详细清单）。实验完成后应及时整理结果并进行统计学分析、写成论文和制作答辩PPT，按规定时间参加答辩。

8. 探索性实验考核 主要考查学生的实验设计能力、实验方案的合理性、实验实施过程、实验结果处理及论文撰写能力、文献利用及逻辑分析能力、答辩时的语言表达能力及团队协作精神。

附：实验方案的简单范例

神经源性肺水肿中组胺水平的变化

| 姓名 | 姓名 | 姓名 | 姓名 | 姓名 |
| 学号 | 学号 | 学号 | 学号 | 学号 |

1. 立题依据与实验内容（背景，进展，目的，意义）

颅脑损伤常并发神经源性肺水肿。有学者从超微结构研究发现颅脑损伤后肺毛细血管内皮细胞间隔增宽，导致组织液生成增多而引起神经源性肺水肿。肺组织含有能分泌组胺的肥大细胞，故颅脑损伤促进肺组织分泌组胺，组胺增加毛细血管通透性，在神经源性肺水肿的发生中可能起重要作用。本研究探讨颅脑损伤后全身（血清中）及肺局部组织组胺水平变化与神经源性肺水肿发生的相关性。

2. 实验路线与指标（动物，分组，指标，方法）

（1）实验动物：大鼠20只。

（2）分组：将大鼠随机分为对照组和实验组，每组10只。

（3）实验指标：采用放射免疫方法检测血清、肺组织匀浆及肺泡灌洗液的组胺含量。

（4）实验方法：①实验组：采用击头法复制颅脑损伤大鼠模型（10只）。待出现神经源性肺水肿临床表现后，留取大鼠血清、肺组织匀浆及肺泡灌洗液作标本，以-20℃保存待测。②对照组：未击头大鼠（10只）。

3. 实验器材与药品（药名，量，价，器材，设备件套）

应详述所需器材的数量、药品数量及浓度。

4. 可行性分析

简述能保证实验完成的技术、关键设备、药品等条件，以及实验中可能遇到的问题及对策。

5. 预期实验结果

根据组胺参与神经源性肺水肿的发生预测实验结果。

6. 设计实验记录图表

7. 统计方法

采用的统计学方法（t检验）。

（黄　勤）